800 SECRETS DE SANTÉ AU NATUREL

Un ouvrage publié sous la direction de Jean-Luc Darrigol

ISBN : 978-2-7033-0794-5

une marque du groupe éditorial Piktos,
Z.I. de Bogues, rue Gutenberg - 31750 Escalquens
Bureau parisien : 6, rue Régis - 75006 Paris

Thierry ROBERT

800 SECRETS DE SANTÉ AU NATUREL

Dangles
DEPUIS 1926
EDITIONS

Paroles éternelles…

Ne croyez pas sur la foi les traditions, bien qu'elles soient en honneur depuis de nombreuses générations en beaucoup d'endroits.

Ne croyez pas une chose parce que beaucoup en parlent.

Ne croyez pas sur la foi les sages des temps passés.

Ne croyez pas ce que vous vous êtes imaginé pensant qu'un Dieu vous l'a inspiré.

Ne croyez rien sur la seule autorité de vos maîtres ou des prêtres.

Après examen,

Croyez ce que vous-même aurez expérimenté et reconnu raisonnable,

Qui sera conforme à votre bien et à celui des autres.

Paroles du Bouddha

extraites du KAMALA SUTRA

À Éléonore et Arthur, pour qu'ils comprennent...
À Chantal, qui a trop bien compris !

AVERTISSEMENT

Chaque individu étant doté d'une sensibilité unique, les éléments de ce livre sont donnés à titre purement informatif et ne doivent en aucune manière être interprétés comme des prescriptions médicales ou une incitation à l'automédication.

La simple consommation de produits aussi courants que les fraises ou le lait de vache pouvant entraîner des réactions indésirables chez certains sujets, l'auteur décline toute responsabilité quant aux désagréments encourus par l'utilisation des méthodes présentées dans cet ouvrage, qui sont laissées à l'évaluation et sous l'entière et unique responsabilité du lecteur, auquel il n'est nullement conseillé de se soustraire à l'avis médical.

Introduction

Je n'avais que quelques années lorsque j'ai vu de l'eau bouillir sur le crâne d'une imprudente restée trop longtemps exposée au soleil de plomb d'un été torride. Aujourd'hui, j'ai du mal à en croire mes souvenirs, et pourtant !

Selon ses propres dires après avoir repris ses esprits, elle nous raconta que, juste avant l'intervention, elle ne sentait plus son corps et ne percevait que des ombres et des sons de plus en plus lointains...

Une amie de la famille, dont j'essayais d'oublier la présence bruyante, s'empressa de faire chauffer de l'eau dont elle remplit aux trois quarts une bouteille en verre, appliqua son mouchoir de tissu plié je ne sais plus combien de fois sur l'orifice, le saisit autour du goulot, retourna la bouteille et essuya une goutte qui perlait sous le mouchoir. L'eau commença bizarrement à bouillir à gros bouillons au-dessus de la tête de la malheureuse qui gisait sans réaction sur le canapé. En quelques minutes, elle avait retrouvé tous ses sens, et la bouteille perdu une grande partie de son eau !

Même s'il m'a fallu des années pour réaliser la gravité du phénomène auquel j'avais assisté, et les difficultés à y faire face selon l'approche médicale moderne, c'est sûrement ce jour-là que j'ai appris à ne pas juger les gens sur leur apparence.

Après plusieurs décennies de recherches et d'expériences aux quatre coins du monde avec des individus parfois déconcertants, parmi lesquels des guérisseurs, bergers, sorciers, shamans, *kahunas* et autres, l'obsession actuelle pour les médicaments modernes ne me paraît justifiée que par une longue propagande commerciale, et serait sûrement moins compulsive si ces derniers avaient vraiment réussi à donner à la maladie une connotation moins dramatique, alors qu'il existe, pour la plupart des maux courants, des moyens simples vraiment efficaces, dont certains si naturellement utilisés depuis toujours dans mon environnement direct, que j'ai longtemps été persuadé qu'ils étaient connus du monde entier.

Encore récemment, je me risquais prudemment à indiquer à une jeune doctoresse, un massage ancestral destiné à la débarrasser d'une angine récurrente implacable qui, selon ses propres termes, lui pourrissait la vie depuis des années. Quelques jours plus tard, elle m'apprenait, ravie, que l'angine avait complètement disparu en une journée.

Tout le monde n'est malheureusement pas aussi ouvert à l'inconnu. Certaines personnes sont même inconsciemment si attachées à leur maladie contre laquelle leur combat donne un sens à leur vie, qu'elles ne recherchent dans le fond rien d'autre que de la reconnaissance pour des souffrances qu'elles veulent valorisantes ; à l'exemple de la brave ménagère qui se plaint de sa migraine, mais qui la cherche dès qu'elle disparaît plutôt que de faire face au sentiment de vide que son absence lui laisse…

Beaucoup de ces méthodes ont été occultées par la médecine expérimentale moderne, encensée depuis des décennies à grands renforts médiatiques par les observateurs scientifiques qui lui ont attribué la disparition de la plupart des maladies infectieuses ; à moins que les campagnes de vaccination ne soient pas responsables de l'amélioration de la santé publique, mais tout simplement l'amélioration de l'alimentation et des conditions de vie, comme l'affirment dans le monde entier un nombre croissant d'individus parmi lesquels des membres mêmes du corps médical actuel. Toutes ces voix vont dans le sens de la médecine chinoise traditionnelle, entre autres, qui affirme depuis des siècles que l'alimentation est la première des médecines.

Quoi qu'il en soit, la médecine expérimentale ne peut que constater le nombre de ses déçus qui, lassés d'être patients, se retournent vers des thérapies globales.

Une autre affirmation de la médecine chinoise millénaire est que les organes et autres constituants de l'enveloppe corporelle, que sont les membres et le squelette, sont en relation mutuelle par l'intermédiaire des méridiens, nerfs et fluides corporels, ce que confirme l'évolution des études en réflexologie. Les représentations holographiques montrent que chacune des différentes parties du corps humain consiste en un système de points en correspondance avec l'ensemble du corps qui ne peut être ramené à la somme de ses parties. Si la partie est dans le tout, le tout est également dans la partie. La maladie semble ainsi indiquer un déséquilibre global, et pas seulement de l'organe dans lequel il se manifeste, ce qui implique que les symptômes ne représentent que la partie visible d'un déséquilibre imperceptible, et qu'il est illusoire de vouloir traiter une partie isolée du reste du corps.

Sous cet angle, les milliers de théories de la médecine expérimentale n'apparaissent plus que comme des bouche-trous destinés à camoufler un vide de savoir. Comment s'étonner que ce qui devrait fonctionner n'apporte souvent pas les résultats escomptés, alors que certaines choses fonctionnent sans que personne ne comprenne pourquoi ? Est-ce pour autant une raison de les ignorer ?

Personne ne sera donc surpris de constater que certaines des méthodes qui suivent, dont beaucoup font appel à des « simples », sont préconisées dans le traitement de plusieurs symptômes, car les plantes ont un large spectre d'action qui influence tout l'organisme de manière naturelle et explique sûrement leur efficacité, contrairement aux médicaments synthétiques dont la sélectivité à l'égard d'une cible biologique reste tout à fait théorique, mais les liaisons à d'autres cibles très susceptibles de provoquer des effets toxiques…

Si le terme de « simples » est souvent interprété de manière péjorative, l'expérience démontre que l'efficacité se cache justement dans la simplicité, même si, pour des raisons commerciales, celle-ci est désespérément noyée dans une complexité grandissante, toujours plus exigeante, et aux promesses illusoires, mais répondant aux besoins d'une écrasante majorité qui ne demande qu'à être rassurée, voire éblouie, mais surtout pas éclairée…

Rappelons tout de même à ceux qui assimilent l'usage des plantes à des pratiques de charlatans, de la manière dont ils ont été programmés à penser, que l'énorme majorité des médicaments modernes y trouvent leur origine en ne s'intéressant qu'aux éléments dits actifs, ce qui impliquerait que les plantes soient également constituées d'éléments inactifs. Doit-on croire que la nature, dont le secret de la vie reste inviolé, s'encombre vraiment d'éléments inutiles, ou que la conscience de l'homme est trop limitée pour comprendre leur utilité en association avec les éléments reconnus actifs dans l'équilibre manifesté par la plante ? Ceci expliquant peut-être les effets secondaires des médicaments qui ne respectent pas cet équilibre.

Pourquoi de plus en plus de plantes présentées avec mépris comme des placebos sont-elles interdites sur un marché dont il paraît difficile de nier la logique purement économique ? Pourquoi remettre en question les effets thérapeutiques des simples quand personne ne remet en cause les effets fortement toxiques de certaines d'entre elles, alors que la médecine traditionnelle elle-même nous apprend que la différence entre un médicament et un poison n'est qu'une question de dosage ? Est-il nécessaire de rappeler que la calomnie est, de toujours, l'arme favorite de l'incompétence ?

À l'égard des sceptiques, auxquels j'ai appartenu une longue période de ma vie, je ne souhaite pas de traverser des épreuves traumatisantes qui leur permettraient de constater, par exemple, les effets antiseptiques et cicatrisants étonnants d'une plante aussi commune que la lavande.

Parmi les nombreuses méthodes qui suivent, toutes sont à la portée de tout un chacun.

Aucune de celles basées sur des croyances ou des capacités particulières n'a été retenue.

L'efficacité de certaines d'entre elles ne possède aucune explication scientifique. Quant aux autres, le parti a été pris, pour les raisons précédemment évoquées, de ne pas limiter leur nombre en les présentant de la manière la plus épurée qui soit de théories dont la validité peut paraître douteuse.

Enfin, sans entrer dans des considérations qui sortent largement du cadre de ce livre, il est malgré tout indispensable de dévoiler dès à présent un des plus grands secrets de l'efficacité, et pas seulement dans le domaine de la santé : l'intention.

Quel que soit le problème de santé qui vous préoccupe, le simple fait de vous prendre en main plutôt que de vous en remettre passivement à qui que ce soit, est déjà un grand pas vers le mieux-être.

Ne laissez jamais votre esprit accroché à la maladie mais sur l'objectif que vous poursuivez, et persévérez en vous attachant à la moindre amélioration. Certains résultats peuvent être immédiats, d'autres peuvent prendre du temps avant de manifester des effets visibles lorsque le travail s'opère en profondeur, en ne se limitant pas à la stimulation de manière artificielle, mais à la restauration du fonctionnement normal.

De plus, considérez que, en dehors des petits accidents sporadiques, les symptômes de la maladie vous informent d'un déséquilibre global qui devrait vous inciter à commencer à revoir votre régime alimentaire, si ce n'est votre manière de vivre, avant que votre corps ne vous adresse des messages plus difficiles à ignorer…

En ce qui concerne le choix de la méthode, ne négligez surtout pas un élément qui entre beaucoup plus en compte dans nos choix de vie que la plupart ne le réalisent : l'intuition. Choisissez celle qui vous inspire le plus et, en cas d'urgence, celle qui fait appel à des éléments directement disponibles.

Enfin, faites l'effort de considérer qu'il n'existe pas de maladies, mais uniquement des malades, incomparables les uns aux avec les autres, qui doivent concourir à trouver leur propre équilibre.

Le piètre médecin ne s'intéresse qu'à la maladie ;

Le bon médecin s'intéresse au malade ;

Le grand médecin s'intéresse à la société humaine.

CONFUCIUS

Généralités

Abréviations utilisées :

kg	kilogramme(s)
g	gramme(s)
mg	milligramme(s)
l	litre(s)
cl	centilitre(s)
ml	millilitre(s)
min	minute(s)
cm	centimètre(s)
h	heure(s)
c.à.c	cuillère(s) à café
c.à.s	cuillère(s) à soupe

Préparation d'une infusion : sauf indications spécifiques, verser 1/4 l d'eau bouillante sur 1 c.à.c bien pleine d'herbes séchées ou, de préférence, l'équivalent en plantes fraîches dans un récipient non métallique. Couvrir et laisser infuser entre 5 et 10 min avant de filtrer.

Préparation d'une décoction : sauf indications spécifiques, placer la quantité indiquée de racines, tiges ou écorces, dans le volume préconisé d'eau froide. Chauffer et laisser bouillir doucement entre 5 et 10 min. Couvrir hors du feu et laisser reposer encore 10 min avant de filtrer.

Conseils : pour les tisanes, utiliser de l'eau minérale plutôt que l'eau du robinet, surtout en ville. Utiliser une casserole émaillée.

Choisir de préférence des plantes fraîches. Les plantes séchées ne doivent pas avoir été récoltées depuis plus d'un an et conservées à l'abri de la lumière et de l'humidité sous peine de perdre très vite leurs propriétés. Les plantes doivent être garanties sans résidus de pesticides.

Bains de siège : utiliser une bonne poignée d'herbes séchées ou 1/2 seau d'herbes fraîches qui seront mises à macérer dans un seau rempli d'eau froide toute la nuit. Le lendemain matin, verser le liquide dans l'eau chaude du bain qui devra recouvrir les reins et durer 20 min.

Liqueur ou Élixir du Suédois : la petite et la grande liqueur possèdent la réputation d'être efficaces dans beaucoup de troubles. Consommer de 1 à 3 c.à.c/j dans un peu d'eau ou 1 tasse de tisane. Remplacer les c.à.c par des c.à.s dans les cas plus sérieux.

Attention : les plantes de cet ouvrage sont sans danger à condition toutefois de ne pas dépasser les doses préconisées pour un adulte de poids moyen.

Ne jamais utiliser des plantes inconnues dont certaines peuvent être dangereuses.

Les méthodes décrites, sauf indication spécifique, ne s'adressent pas aux nourrissons, enfants, personnes âgées ou sous traitements lourds.

Les femmes enceintes ou allaitants doivent demander conseil à leur médecin.

Les teintures mères et alcoolats doivent être dilués. Ils sont déconseillés aux enfants de moins de 6 ans, et aux personnes ayant un problème de dépendance à l'alcool.

Les huiles essentielles doivent être utilisées avec la plus grande prudence. Ne pas donner aux très jeunes enfants, ni aux femmes enceintes ou allaitantes. Ne jamais dépasser la dose indiquée. Par voie cutanée, même si certaines huiles essentielles comme la lavande peuvent être utilisées pure, éviter d'appliquer directement une huile qui pourrait s'avérer trop forte en composants actifs, mais la mélanger à une huile de base pour éviter les brûlures, surtout au niveau des muqueuses. De manière générale, ne pas dépasser 5 % d'huile essentielle dans le mélange. La première fois, appliquer légèrement pour vérifier l'absence de réaction allergique.

Les extraits : il convient de signaler pour ceux qui n'ont ni le temps, ni l'envie de se lancer dans la moindre préparation, que les plantes sont également commercialisées sous forme de gélules de poudre totale, d'extraits fluides ou secs, de suspensions intégrales de plantes fraîches, de teintures mères, d'huiles et d'huiles essentielles.

Les fournisseurs : pharmacies, parapharmacies, magasins de diététique et herboristeries.

A

Abcès/furoncles/panaris

Accumulation locale de pus dans une cavité due à un staphylocoque dans le cas du furoncle. Le panaris est une inflammation du doigt.

🕮 Faire des emplâtres d'argile verte le plus souvent possible. Changer dès que celle-ci est sèche.

🕮 Appliquer une feuille de poireau cuite et tiède, et renouveler au besoin plusieurs fois/jour jusqu'à ce que l'abcès soit mûr.

🕮 Renouveler toutes les heures l'application d'un oignon cuit réduit en pâte ou un pansement de carottes râpées.

🕮 Faire bouillir des feuilles fraîches de bouillon blanc dans du lait 5 min, et appliquer le tout en compresses.

🕮 Humecter ou faire des compresses avec de l'Élixir du Suédois après avoir appliqué sur la peau un corps gras neutre comme le beurre de karité ou tout simplement de l'huile.

Boire 1 c.à.c de liqueur du Suédois dans une infusion de camomille ou d'ortie piquante 3 fois/jour.

🕮 Faire des compresses avec 2 c.à.c de teinture mère de souci dans 1 bol d'eau.

🕮 Si l'abcès s'ouvre, le faire tremper dans une décoction de camomille matricaire, puis appliquer de l'huile de millepertuis, et recouvrir d'un pansement.

🕮 Faire bouillir de la verveine à raison de 1 c.à.s pour 1/4 l d'eau pendant 3 min, et filtrer. Faire des compresses avec les herbes chaudes au moins 1 h, en remplaçant régulièrement la compresse dès qu'elle est sèche.

🕮 Faire cuire une figue sèche dans un peu de lait pendant quelques minutes. Laisser tiédir et appliquer sur le panaris. Renouveler plusieurs fois/jour.

🕮 Appliquées directement sur une plaie, les feuilles de plantain froissées ont un effet pansement étonnant. Les Anciens affirment qu'une journée avec un tel pansement sur un doigt affecté d'un panaris suffit à le guérir sans bistouri.

🕮 Faire tremper le panaris dans des bains les plus chauds possibles de décoctions de camomille matricaire.

🕮 Si le doigt suppure, l'envelopper d'une bouillie de graines de lin.

🕮 Faire chauffer un peu de lait avec 2 gousses d'ail hachées et rajouter suffisamment de mie de pain pour absorber le liquide. Mélanger avec l'ail et utiliser cette pâte en compresse sur le panaris pendant 20 min. Renouveler 3 fois/jour.

🕮 Pour les abcès dentaires, faire des gargarismes à l'aide d'une décoction de fanes de carottes (1 poignée de fanes soit 1/2 l d'eau).

Abeilles

Voir Piqûres.

Accident

Voir problème spécifique.

Accouchements

🕮 Jeter 1 poignée de feuilles et de fruits de framboisier dans 1 l d'eau bouillante. Laisser infuser 1/2 h, et boire 1 tasse 3 fois par jour en dehors des repas. À boire au cours des 3 derniers mois de la grossesse pour préparer les tissus et rendre les muscles plus toniques, et après l'accouchement pour resserrer les tissus.

🕮 1 mois avant l'accouchement, boire 1/2 l par jour de la préparation suivante afin de stimuler les mécanismes antidouleurs de la future maman. Laisser macérer 2 c.à.s de racines séchées d'harpagophytum coupées en petits morceaux dans 1 l d'eau. Au matin, chauffer jusqu'à ébullition et laisser infuser 20 min. Filtrer et ajouter de l'eau pour obtenir 1 l de tisane.

🕮 Les 2 dernières semaines de la grossesse, prendre 1 c.à.s d'Élixir du Suédois sans alcool matin et soir dans un peu d'eau pour faciliter l'accouchement.

🕮 Pour les grossesses à risque, consommer régulièrement, dès le début de la grossesse, de l'huile de germe de blé pour réduire les risques de fausse couche.
Cette huile contribue également, après l'accouchement, à raffermir les chairs, affiner la silhouette, et même à résoudre les problèmes de varices. Elle doit être conservée au réfrigérateur et ne pas être utilisée au-delà de 8 semaines sous risque de perdre ses qualités.

🕮 Pour avoir de magnifiques bébés, consommer plusieurs mois avant la conception (en cas de grossesse planifiée), pendant la grossesse, et même l'allaitement, 8 à 12 comprimés de spiruline/jour.

Acidité

Voir Estomac.

Acné/boutons

🕮 Presser un jus de citron et appliquer une compresse bien imbibée, fixée avec du sparadrap toute la nuit.
En cas de boutons nombreux, appliquer plusieurs fois/jour du jus de citron sur chacun avec le doigt ou un coton-tige.

🕮 Quelques milligrammes de dentifrice auront le même effet que le citron.

🕮 Faire des emplâtres d'argile.

🕮 Appliquer le matin et le soir du vinaigre de raifort sur le visage humide et laisser agir 10 min. Ce vinaigre convient à tous les types de peau.

🕮 Appliquer matin et soir sur l'acné juvénile de fines tranches de tomate pendant 20 min, puis nettoyer à l'eau et au savon doux. Les résultats devraient se faire sentir en quelques jours.

🕮 Écraser la pulpe de quelques prunes rouges bien mûres et ajouter 1 c.à.c de poudre de soufre et un peu de jus de citron. Étendre en couches épaisses sur les zones acnéiques et laisser agir 15 min. Rincer à l'eau citronnée et sécher. Renouveler l'opération 2 fois/jour.

🕮 Mélanger le jus d'un citron et celui d'une tomate avec un peu de glycérine. Agiter jusqu'à obtenir une émulsion qui sera appliquée sur les boutons d'acné en massages circulaires 1 fois/jour sur une peau nettoyée.

🕮 Appliquer 1 compresse d'eau froide enrichie de 5 gouttes d'huile essentielle de lemon-grass.

🕮 Faire bouillir 1 l d'eau avec 3 poignées de fleurs de camomille romaine pendant 15 min, et appliquer à l'aide de compresses imbibées sur les parties concernées.

🕮 Appliquer sur la zone à traiter des compresses imbibées de décoction de bois de genévrier (3 poignées/l d'eau).

🕮 L'huile de bourrache, en usage interne et externe, permet de résoudre de nombreux problèmes épidermiques comme l'acné.

🕮 Boire 1 l d'infusion d'ortie piquante réparti sur toute la journée (2 c.à.c de feuilles/200 ml d'eau bouillante). Appliquer également sur la peau un linge imbibé.

🕮 Boire 3 tasses par jour loin des repas d'une infusion de pensée sauvage à raison de 3 c.à.s de fleurs séchées/l d'eau bouillante. Utiliser également l'infusion pour nettoyer la peau.

Acouphènes

🕮 Autant d'effets que de causes différentes : oreille, circulation, dents, arthrose, etc. Il convient de chercher la solution adaptée à l'individu. Voir également la rubrique « Stress » pour calmer les sujets anxieux. L'homéopathie est très efficace pour ce type de problèmes qui peut également céder à l'ostéopathie et l'acupuncture.

🕮 L'ail, le ginkgo biloba et le mélilot ont des effets intéressants sur la circulation. Boire 40 gouttes de mélange de ces teintures mères diluées dans de l'eau 2 fois/jour.

Aérophagie/flatulences

Voir également Estomac.

🕮 Manger lentement et calmement. Faire de préférence plusieurs repas légers. Ne pas associer la viande avec les féculents ou le fromage. Jamais de fruits en fin de repas mais en dehors. Éviter eaux gazeuses et excitants.
Verser 1 l d'eau bouillante sur 1 à 2 c.à.c d'aneth. Laisser tiédir et boire 1 à 2 tasses.

🕮 Prendre une tasse après les repas d'infusion d'estragon (1 poignée de plantes/l d'eau).

🕮 En cas de ballonnement douloureux, prendre 1 gélule de fenouil et d'angélique avant les repas.

🕮 En cas de forte aérophagie, mais non douloureuse, prendre 1 gélule de badiane (anis étoilée) et d'angélique, avant les repas.

🕮 Pour les problèmes de diarrhée accompagnant les ballonnements, prendre du charbon végétal.

🕮 Boire de l'eau argileuse. Verser l'équivalent de 1 c.à.c (ni métallique ni plastique) d'argile verte en poudre surfine dans un verre d'eau, en pluie. Attendre 10 min sans remuer, puis diluer.

Agalactie

Insuffisance de lait dans les seins. Voir Allaitement.

Agitation nerveuse

Voir Stress.

Aigreurs

Voir Estomac.

Alcoolisme

Voir également Ivresse.

🕮 Le kudzu est utilisé depuis plus de 1 000 ans en Chine pour favoriser le sevrage alcoolique avec des effets surprenants.

🕮 Boire 1 tasse d'infusion de passiflore 3 fois/jour entre les repas et au coucher, à raison de 3 c.à.s de feuilles et fleurs/l d'eau.
La passiflore est également commercialisée sous d'autres formes comme les gélules de poudre totale sèche micronisée, les gélules d'extrait sec, les ampoules, etc.

Allaitement

🕮 La consommation de levure de bière augmente la production de lait, de même que le chardon béni ou des infusions en quantités égales de fenouil, verveine et mélisse. Dans ce dernier cas, utiliser 1 c.à.c de mélange/tasse et consommer 3 tasses/jour.

Alopécie

Chute temporaire, partielle ou générale des poils et des cheveux. Voir Cheveux.

Alzheimer

🕮 Le curcuma contribuerait à traiter cette maladie, assez rare en Inde où l'épice est très consommée.

Amaigrissement

Voir Minceur.

Ampoules

🕮 Désinfecter à l'alcool une aiguille à coudre enfilée, et percer délicatement l'ampoule dans sa partie la plus longue au ras de la peau pour faire traverser le fil. Enlever l'aiguille et faire un nœud extérieur avec les 2 extrémités du fil pour former une boucle courte. L'ampoule va se vider et le fil l'empêcher de se reformer. Ne pas retirer la peau morte qui sert de bandage naturel. La boucle tombera d'elle-même avec la peau morte en quelques jours lorsque la nouvelle peau aura poussé. Indolore.

🕮 Si l'ampoule n'est pas encore formée, mais que la peau est à vif après avoir été échauffée et rougie par frottement, verser directement de l'huile essentielle de lavande sur la plaie. Recommencer si nécessaire.

🕮 Écraser légèrement une feuille de chou vert avec un rouleau à pâtisserie, et la faire cuire à feu doux dans du lait. Laisser refroidir et appliquer sur les ampoules.

Amygdalite

Voir Angine.

Andropause

🕮 Ces désordres hormonaux des hommes qui ont passé la quarantaine sont grandement soulagés, par la consommation de tomates cuites.

Anémie

🕮 Prendre 1 c.à.c d'Élixir du Suédois dilué dans de l'eau avant les 3 repas pour son action très favorable sur le sang.

🕮 Peler une tête d'ail et la hacher menu. La placer dans un flacon de verre. Recouvrir d'alcool blanc jusqu'à ce que le niveau d'alcool au-dessus de l'ail ait la même hauteur que ce dernier. Placer au soleil derrière une fenêtre ou en extérieur 2 semaines. Prendre 1 goutte à jeun dans un peu d'eau, de préférence chaude le premier jour. Augmenter lentement le volume de jour en jour jusqu'à 1 c.à.c au bout d'un mois. Diminuer ensuite le volume de jour en jour pour terminer la cure à la fin du mois suivant. Long mais efficace.
Attention, l'ail a une action hypotensive.

🕮 Boire 3 tasses par jour d'infusion de prêle, à raison de 5 c.à.c/l d'eau. Ne pas ébouillanter les herbes, mais verser l'eau frémissante dans un contenant si possible en terre cuite et laisser infuser 5 min.

Angine/gorge

🕮 Encercler le poignet du malade entre le pouce et l'index de la main qui ne travaille pas. Avec le pouce de l'autre main, masser délicatement et lentement, mais en profondeur, toujours en remontant depuis le poignet sur environ 10 cm, le long de l'os de l'avant-bras sur le dessus et côté intérieur (voir photo page suivante), la partie molle et irrégulière plus enflée qu'à l'état normal. L'objectif est d'écraser les boursouflures en s'adaptant à la sensibilité du sujet. Ce massage n'est pas particulièrement douloureux, mais peut provoquer une impression désagréable. Masser 50 fois chaque bras à l'aide d'une huile ou d'une crème pour un meilleur confort.

Recommencer 2 à 3 fois/jour en insistant un peu au-delà de la guérison. En cas d'angine, les résultats sont surprenants.

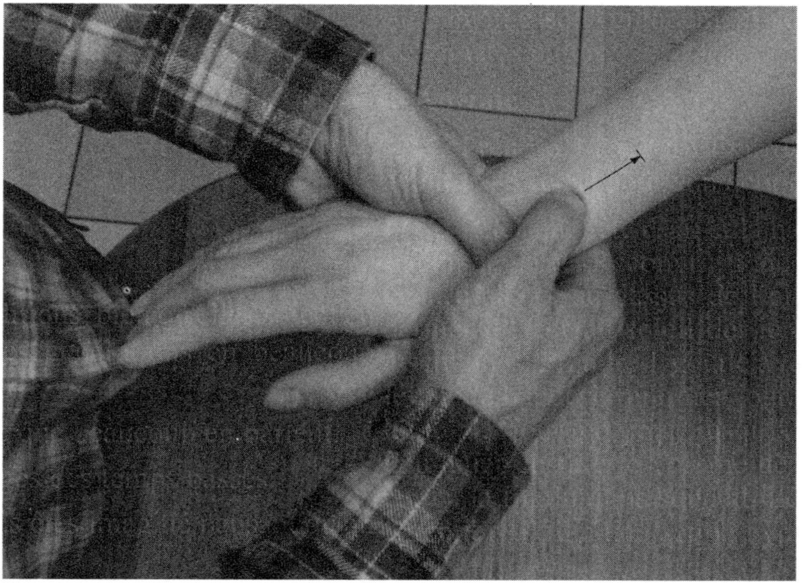

📖 Faire des gargarismes avec de l'eau tiède additionnée de jus de citron.
Pour les enfants, faire chauffer du jus de citron sans faire bouillir. Mélanger avec un peu d'eau et de miel, et donner à boire plusieurs fois/jour.

📖 Faire des gargarismes en diluant de la teinture mère d'arnica dans 10 fois son volume d'eau.

📖 Appliquer des compresses de teinture mère d'arnica sur la gorge à raison d'1 c.à.s par 1/4 l d'eau.

📖 Pour les maux de gorge, boire plusieurs tasses/jour d'infusion de thym frais ou de sauge. Verser 200 ml d'eau bouillante pour 1 à 2 c.à.c de feuilles de sauge ou de thym. Laisser infuser 10 min. Cette tisane peut être également utilisée sous forme de gargarismes avant d'être bue.

🕮 Sucer sans croquer une gousse d'ail dont on aura au préalable enlevé la peau.

🕮 Préparer un cataplasme d'argile et l'envelopper d'un tissu fin. Appliquer directement sur la gorge pendant 2 h à l'aide d'un foulard ou d'une écharpe. Recommencer autant que nécessaire.

🕮 Faire cuire une grosse pomme de terre à l'eau. Écraser en purée, laisser tiédir, envelopper dans un torchon, et utiliser en cataplasme sur la gorge le plus longtemps possible, éventuellement toute la nuit avec un foulard.

🕮 Essayer les cataplasmes de poireaux cuits légèrement poivrés (attention : trop de poivre brûle).

🕮 Appliquer des cataplasmes de farine de lin directement sur la gorge.

🕮 Faire bouillir quelques minutes une dizaine de fleurs séchées de camomille dans 1 l d'eau. Laisser refroidir. Ajouter un peu de gros sel et faire des gargarismes 3 fois/jour.

🕮 Appliquer des feuilles de chou sur la gorge.

🕮 Faire chauffer une tasse de lait, ajouter un peu de miel et une pincée de poivre. Boire lentement pour désinfecter et calmer la douleur.

🕮 Diluer 1 c.à.s de gros sel dans un verre d'eau chaude. Ajouter éventuellement du jus de citron et faire des gargarismes.

🕮 Faire des gargarismes avec une décoction de racines d'angélique ou du jus de chou.

🕮 Faire des gargarismes 3 fois/jour avec une infusion de plantain, de sauge, ou de feuilles de ronce (3 poignées de feuilles/l d'eau).

🕮 Faire des gargarismes avec du suc obtenu en pressant des orties piquantes fraîches. Mélanger avec un peu d'eau.

📖 Boire 6 à 12 gouttes d'huile essentielle de bois de rose/jour dans un peu d'eau pendant une semaine.

📖 Boire 1 goutte d'huile essentielle de cèdre dans un peu de miel 2 fois/jour.

📖 Mâcher de la propolis.

📖 Préparer une infusion de fenouil, ajouter du lait bien chaud et filtrer.

📖 Faire des gargarismes avec une décoction de géranium (1 poignée/l d'eau, faire bouillir 10 minutes.)

Prendre avant les 3 repas, 5 à 10 gouttes (3 pour les enfants de plus de 6 ans) de teinture mère d'ancolie diluée dans de l'eau.

📖 Faire des gargarismes avec une décoction de navet, obtenue en laissant infuser 20 min 100 g de navet en lamelles dans 1 l d'eau bouillante.

Angine de poitrine

Voir Cœur.

Angoisses

Voir Stress, Timidité.

Anthrax

Voir Abcès.

Aphtes

📖 Appliquer du jus de citron régulièrement pour des effets drastiques.

📖 Tremper un coton tige dans de l'alcool à 70° et appliquer sur l'aphte. Piquant, mais radical.

📖 Appliquer un sachet de thé noir mouillé sur l'aphte.

📖 Appliquer avec un coton tige le suc obtenu en pressant des orties piquantes fraîches.

🕮 Mélanger 1 poignée de fanes de carottes dans 2 verres d'eau et faire des bains de bouche et des gargarismes avec cette préparation.

🕮 Sucer de la guimauve plusieurs fois/jour en appliquant la salive imprégnée sur les aphtes avec la langue.

🕮 Verser 1 l d'eau bouillante dans un récipient contenant 2 poignées de fleurs séchées de grenadier ou de basilic. Laisser infuser 10 min, filtrer et laisser tiédir. Faire des bains de bouche 3 fois/jour.

🕮 Faire des bains de bouche avec une décoction de guimauve (2 poignées de racines/l d'eau), de ronce (3 poignées de feuilles/l d'eau), de mauve (2 poignées de plantes fleuries/l d'eau), ou d'aigremoine (4 poignées de plantes/l d'eau).

🕮 Mâcher des feuilles de sauge ou de basilic.

🕮 Mélanger 1 c.à.c de bicarbonate de sodium dans 1/2 tasse d'eau chaude et se rincer la bouche plusieurs fois/jour en particulier après les repas et au coucher. Le résultat est en général sensible au bout de 24 h et la disparition après 3 jours.

🕮 Humecter avec de l'Élixir du Suédois.

🕮 Faire macérer 2 poignées de racines de bistorte dans 1 l d'eau froide pendant 12 h, et faire des gargarismes qui viendront à bout des aphtes, gingivites et autres inflammations des muqueuses buccales.

Appétit (manque d')

🕮 Boire des infusions d'achillée millefeuille à raison d'1 c.à.c/l d'eau.

🕮 Boire des infusions d'ortie piquante sans restriction.

🕮 1 pincée de gingembre moulu dans une infusion de camomille est excellente pour stimuler l'appétit. Pour les enfants, utiliser 1 c.à.c de ce mélange.

🕮 Pour stimuler l'appétit et faciliter la digestion, prendre 2 fois/jour 1 c.à.c de miel avec 5 gouttes d'huile essentielle de lavande.

🕮 Boire 3 tasses par jour d'infusion de semences de carottes (1 c.à.c/tasse d'eau bouillante).

Appréhension

Voir Timidité.

Arête dans la gorge

🕮 Ne pas s'affoler. Avaler régulièrement de la mie de pain et/ou des poireaux cuits à l'eau, afin d'enrober le corps étranger et protéger l'estomac et les intestins jusqu'à son expulsion par les voies naturelles.

Articulations

🕮 En cas rigidité des articulations, appliquer matin et soir après la douche de l'huile d'olive en massage, et en avaler tous les jours 1 c.à.s à jeun. Renouveler sur plusieurs mois.

Asthénie

Nom scientifique pour la fatigue. Voir ce mot.

Asthme

Voir Poumons et Rhume des foins.

B

Ballonnements

Voir Estomac.

Bas-ventre

🕮 Pour ce type de trouble chez la femme, boire autant d'infusions d'achillée millefeuille que possible.

Blépharite

Inflammation du bord des paupières. Voir Yeux.

Blessures/plaies

🕮 Appliquer une toile d'araignée directement sur la blessure. Le lendemain, remplacer par de la bouillie de plantain ou de feuilles de noyer.

🕮 Désinfecter la blessure à l'alcool ou à l'huile d'olive. Faire bouillir pendant 1 min 1 c.à.s de feuilles d'achillée millefeuille fraîches (si possible), dans 1/4 l d'eau. Exprimer l'eau des feuilles et les fixer sur la plaie sous forme de compresse chaude sans serrer. Renouveler fréquemment en évitant de laisser sécher.

🕮 Faire couler sur la plaie du jus de citron pur.

🕮 Poser un tampon humecté d'Élixir du Suédois. Il est possible de verser les gouttes directement sur la plaie, même ouverte.

🕮 Pour les blessures et plaies infectées, poser directement sur la partie concernée, des feuilles de mauve fraîches ou séchées après les avoir humidifiées dans l'eau chaude, et bander pour la nuit.

Bouffées de chaleur

🕮 Boire 1 tasse 3 fois/jour d'infusion de sauge (1 poignée de fleurs et feuilles/l d'eau bouillante). Ne pas prolonger au-delà de 2 semaines au-delà desquelles car la sauge deviendrait toxique.

🕮 Boire 3 tasses par jour d'infusion d'aubépine (1 poignée de fleurs/l d'eau).

Bourdonnements d'oreilles

Voir Oreilles.

Bourses synoviales

🕮 Mélanger 3 volumes de jus fraîchement pressé de feuilles et fleurs de violette, et 1 volume d'huile d'olive. Masser les parties enflées.

Boutons

Voir Acné.

Bronchite

Voir également Poumons et Rhume des foins.

🕮 Intervenir le plus rapidement possible avec un cataplasme de farine de moutarde et de farine de lin ou de son. Préparer une bouillie bien épaisse empaquetée dans un linge, attendre qu'elle refroidisse un peu (pour les enfants, appliquer le paquet contre la joue pour vérifier que le cataplasme n'est pas trop chaud), et appliquer le plus haut possible sur la poitrine sous un tee-shirt en position couchée après l'avoir enduite d'un corps gras. Garder une bonne 1/2 h. En cas d'irritations sur les peaux très sensibles, appliquer du talc après le retrait du cataplasme.

🕮 Boire matin et soir quelques gouttes d'alcoolature d'ail telle que préconisée dans la rubrique Anémie.

🕮 Masser la poitrine avec de l'huile essentielle de lavande pure.

🕮 Faire bouillir des pommes de terre jusqu'à ce que le couteau pénètre facilement. Les peler et les écraser chaudes, et les envelopper dans un tissu fin qui sera appliqué sur la peau du malade (attention aux brûlures). Attendre 2 h et recommencer 2 à 3 fois/jour pour faire mûrir la bronchite.

🕮 Laver 2 c.à.s de fleurs de bouillon blanc et les mettre dans une casserole. Ajouter 25 g de sucre et couvrir d'eau. Faire cuire pendant 10 min, filtrer et mettre en petites bouteilles à chaud. Fermer hermétiquement. Pour les toux mûres ou grasses, boire 6 c.à.s par jour de ce sirop.

🕮 Verser 200 ml d'eau bouillante sur 2 c.à.c d'herbes de thym séché, et laisser infuser 10 min. Boire plusieurs tasses par jour.

🕮 Mettre 1 c.à.s de fleurs séchées de sureau dans 1/4 l d'eau bouillante. Laisser infuser 10 min. Boire 3 tasses par jour en dehors des repas avec un peu de miel.

🕮 Mettre 2 bols de feuilles de thym séchées dans une casserole. Verser dessus 1 l d'eau bouillante. Laisser infuser 1 journée. Filtrer le mélange et ajouter 1 kg de sucre. Cuire le mélange 1 h à petit feu puis écumer. Mettre en bouteille dès que le sirop est froid. Boire 1 c.à.s 3 fois/jour dans le cas de toux mûres et grasses.

🕮 Prendre de 2 à 5 gouttes d'huile essentielle de cajeput sur un morceau de sucre 3 à 4 fois/jour. Déconseillé en cas de grossesse.

🕮 Boire 1 verre de jus de carotte à jeun.

🕮 Prendre 1 goutte d'huile essentielle de cèdre dans un peu de miel.

🕮 Faire des fumigations avec quelques gouttes d'huile essentielle de cyprès ou d'eucalyptus.

🕮 Boire 1 tasse après les deux principaux repas d'une infusion de fenouil (2 poignées/l d'eau).

🕮 Faire des inhalations avec quelques gouttes d'huile essentielle de menthe poivrée.

🕮 Mélanger dans de l'huile d'olive la moitié de son volume de jus d'absinthe fraîchement pressée et exposer le mélange au soleil pendant 2 semaines dans un flacon de verre fermé. Frictionner le sternum plusieurs fois/jour, surtout au coucher, avec quelques gouttes de ce mélange. La première fois, utiliser une goutte et observer si une rougeur apparaît. Auquel cas, ne pas utiliser ce remède. Compte tenu de la durée de préparation, à réserver aux bronchites à répétition.

🕮 Amener à ébullition 2 c.à.c rases d'herbes séchées de scolopendre dans 1 l de vin, diminuer le feu pour maintenir une ébullition lente. Ajouter 5 c.à.s de miel, 1 c.à.c de poivre et 4 d'écorce de cannelle, filtrer après quelques minutes. Boire 1 verre à liqueur après les 3 repas pendant 2 mois pour les bronchites chroniques.

Bronzage

🕮 Afin de préparer la peau à l'exposition au soleil et obtenir un joli bronzage, peler une dizaine de carottes et les passer à la centrifugeuse. Boire rapidement le jus obtenu pour plus d'efficacité, agrémenté éventuellement du jus d'une orange ou d'un citron. Recommencer tous les jours pendant plusieurs semaines.

Attention, la peau sera préparée au soleil et non à une exposition sans réserve.

Brûlure

🕮 Appliquer directement de l'huile essentielle de lavande vraie. La douleur disparaît rapidement et la brûlure guérit vite. L'huile de millepertuis est également souveraine contre les brûlures légères.

🕮 Couper une feuille d'aloès ou une pomme de terre et appliquer directement la pulpe sur la brûlure jusqu'à diminution de la douleur.

🕮 Faire un cataplasme de pulpe de melon écrasé pour apaiser les brûlures superficielles.

🕮 Appliquer un mélange d'huile de noix et de suc d'ail exprimé à la centrifugeuse.

🕮 Mélanger 1/2 c.à.c de gomme arabique et un blanc d'œuf. Étaler délicatement en couche épaisse.

🕮 Appliquer 3 couches de feuilles de chou sur la partie douloureuse préalablement débarrassées de leurs grosses nervures, écrasées avec une bouteille et tiédies au-dessus d'une source de chaleur.

🕮 Les applications de miel soulagent, empêchent la formation de cloques et favorisent la cicatrisation.

🕮 La peau fine qui se trouve entre les pelures d'oignon fait un excellent pansement en cas de brûlure et évite les cicatrices. Appliquer directement et couvrir à l'aide d'une gaze.

🕮 Appliquer des compresses de graines de lin. Faire cuire 3 c.à.s de graines de lin dans 1 l d'eau. Récupérer le mucus et écarter les enveloppes. Appliquer la compresse chaude et humide 1 h sur la brûlure même ouverte, et renouveler lorsqu'elle est sèche. Répéter 3 fois/jour jusqu'à guérison sans cicatrice.

🕮 Appliquer directement des gouttes d'Élixir du Suédois, quelle que soit la nature de la brûlure, même sur les cloques purulentes.

🕮 Appliquer en compresses un mélange en quantités égales d'eau et d'alcool à 90° pendant quelques minutes. En cas de cloques, tamponner avec un coton imbibé de thé.

Brûlures d'estomac

🕮 Mettre 1 c.à.c d'argile blanche dans une infusion de fleurs de mauve. Boire un verre avant les repas de midi et du soir.

🕮 Marcher après les repas. Éviter de se reposer car la position couchée favorise les remontées acides de l'estomac.

🕮 Prendre un peu de bicarbonate de soude dans un verre d'eau.

C

Calculs

Voir également Coliques néphrétiques.

📖 Pour les personnes sujettes aux calculs, boire 2 verres d'eau au coucher et au moins 1 l par jour. Le jus d'orange pressé neutralise la formation de cristaux.
Éviter les excès de laitages, viandes et chocolat. Consommer plus de fruits et légumes. Les récidives sont le résultat d'une mauvaise hygiène de vie.

📖 Consommer des feuilles fraîches de chiendent ajoutées à une salade de pissenlit pour un soulagement rapide.

📖 Boire tous les jours une infusion à base de barbe de maïs pour dissoudre les petits calculs biliaires.

📖 Faire une cure de 3 semaines d'aubier de tilleul sauvage. Mettre 3 c.à.s dans 1 l d'eau et faire bouillir doucement jusqu'à réduction du liquide d'un tiers. Les 2/3 l restants seront consommés au cours de la journée.

🕮 Faire une cure de 2 mois de jus de radis noir le matin à jeun. Boire 100 g le 1er jour, augmenter progressivement les doses pour arriver à 400 g au bout de 1 mois, puis diminuer pour revenir à 100 g le dernier jour du deuxième mois. Éviter le radis noir en cas d'inflammation des parois stomacales ou intestinales.

🕮 Les personnes sujettes aux calculs urinaires boiront au printemps 1/2 l de sève de bouleau/jour pendant 3 semaines. La sève de bouleau peut s'obtenir auprès de récoltants à des prix très abordables, ou en pratiquant proprement dans un bouleau un trou du diamètre d'une paille dans lequel on enfonce une paille dont l'autre extrémité pénètre dans une bouteille au goulot entouré d'un linge pour éviter la pénétration d'éléments indésirables. Au bout de 3 ou 4 jours, reboucher le trou à l'aide d'un morceau de bois ou d'un peu d'argile pour arrêter l'hémorragie et passer à un autre bouleau. Cette cure est d'autant plus efficace que la sève est pure et consommée juste après extraction.

🕮 L'huile d'olive est un préventif de la formation de calculs biliaires.

Calvitie

Absence totale ou partielle de cheveux. Voir Cheveux.

Caries dentaires

Voir Dents.

Carpien (canal)

🕮 La pratique du yoga démontre que la compression du nerf médian du poignet est efficacement corrigée en pressant fortement les paumes l'une contre l'autre, les doigts dirigés vers le haut et les avant-bras à l'horizontale. Maintenir cette pression pendant 30 secondes, et recommencer plusieurs fois/jour. De plus, masser plusieurs fois/jour les os de la région douloureuse avec de l'huile d'olive. Facile et efficace pour éviter l'habituelle intervention chirurgicale.

Cataracte

Voir Yeux.

Cellulite

🕮 Prendre des repas variés et réguliers en évitant le sel, les féculents et farineux. Boire régulièrement et lentement de l'eau. Pratiquer régulièrement une activité physique adaptée à la condition physique. Résoudre les troubles nerveux.

🕮 Faire des massages à base d'huile essentielle de cèdre diluée dans 10 fois son volume d'huile d'olive ou de toute autre huile de base.

🕮 Masser localement avec un mélange de 2 x 5 ml d'huiles essentielles de lemon-grass et de romarin diluées dans 100 ml d'huile de macadamia.

🕮 Le thé vert facilite l'élimination de l'eau et des graisses. Boire de manière modérée car le thé est un excitant au même titre que le café.

🕮 Boire tous les matins 1/2 verre de jus d'artichaut, obtenu en passant les feuilles à la centrifugeuse.

🕮 Boire 1 tasse après chaque repas de tisane de piloselle. Mettre 3/4 c.à.s de piloselle dans 1 l d'eau froide. Porter à ébullition pendant 2/3 min et laisser infuser 10 min avant de filtrer.

🕮 Mettre 3 c.à.s d'ortie piquante dans 1/2 l d'eau froide. Porter à ébullition 3 min, laisser infuser 10 min et filtrer. Boire une tasse avant chaque repas.

🕮 Le fucus stimule le métabolisme et favorise l'élimination des graisses.

🕮 Faire une décoction de 100 g de feuilles fraîches de lierre grimpant par litre d'eau en laissant bouillir 15 min, et appliquer en compresses chaudes sur les parties à traiter plusieurs fois/jour. *Usage externe uniquement*, car le lierre grimpant est toxique.

🕮 Appliquer des feuilles fraîches hachées de lierre grimpant directement sur les parties à traiter pendant 1 h plusieurs fois/jour.

🕮 Appliquer sur les parties à traiter des cataplasmes composés de 400 g de farine de lin mélangée à 100 g de feuilles fraîches de lierre grimpant haché menu.

🕮 Mélanger 1 poignée de feuilles de lierre grimpant et 3 poignées de farine de son dans 1 l d'eau. Faire cuire à feu doux jusqu'à évaporation complète de l'eau, étaler le mélange sur une gaze et appliquer sur les parties à traiter. Laisser agir 20 min 2 fois/jour. Faire des cures d'une semaine par mois.

🕮 Faire cuire 5 poignées de fucus et 5 poignées de son dans un peu d'eau salée avec du sel marin pendant 10 min. Appliquer cette pâte en cataplasme sur les plaques de cellulite à l'aide d'une gaze.

🕮 Mettre 4 poignées de sommités fleuries de reine-des-prés dans 2 tasses d'eau froide. Faire chauffer doucement en remuant régulièrement jusqu'à évaporation de l'eau. Étaler les plantes sur une gaze et appliquer 1 h sur les parties à traiter.

🕮 Boire des décoctions d'aubier de tilleul pour résoudre les problèmes de rétention d'eau et de cellulite, à raison de 3 c.à.s de bâtonnets dans 1 l d'eau que l'on fera bouillir jusqu'à réduction au 3/4. Boire également beaucoup d'eau. L'aubier de tilleul existe également sous forme d'extrait fluide.

🕮 Diluer 100 g de rassoul (rhassoul ou ghassoul) dans une baignoire d'eau chaude et s'y allonger 1/2 h avant le coucher. Terminer en frottant délicatement les parties concernées avec un gant de crin pour provoquer un léger échauffement.

Céphalées

Voir Migraines.

Chaleur

Voir Coup de chaleur.

Chaud et froid

Le syndrome prémenstruel se traduit parfois par une frilosité excessive ou des bouffées de chaleur.

🕮 Pour la frilosité, prendre 1 g de prêle par jour, en poudre, gélules ou cachets.

🕮 Pour les bouffées de chaleur, prendre 4 à 6 gélules par jour d'huile de bourrache et/ou d'onagre. Boire également 2 à 3 tasses par jour d'infusion de sauge en commençant 10 jours avant la date présumée des règles.

Cheveux

🕮 Contre les cheveux ternes, rincer après le shampoing avec un mélange de 1 jus de citron et de 2 c.à.s de vinaigre de cidre dans 1 l d'eau, pour leur redonner brillance et éclat.

🕮 Pour éclaircir et redonner de la brillance aux cheveux, mélanger le jus de 1/2 citron pressé dans l'équivalent de 1 bol d'eau, et utiliser en dernière eau de rinçage après le shampoing.

🕮 Pour les cheveux ternes et cassants, porter à ébullition pendant 20 min, 300 g de sauge dans 1 l d'eau. Laisser reposer 2/3 h et filtrer. Appliquer sur le cuir chevelu 2/3 fois/semaine et rincer à l'eau tiède.

🕮 Mélanger 1 jaune d'œuf, 1 c.à.s d'huile d'olive et 1 autre d'alcool à 70°. Mélanger de manière homogène et masser le cuir chevelu pour bien imprégner les cheveux. Rincer après quelques minutes. Les cheveux ternes retrouvent leur éclat.

🕮 Contre la chute des cheveux, boire du thé vert, et/ou 1 tasse avant les repas d'infusion de petite centaurée à raison de 20 g/l d'eau bouillante.
Essayer également l'infusion de petite centaurée en lotion après le shampoing tous les jours pendant 1 mois en utilisant 60 g/l d'eau bouillante.

🕮 Consommer l'équivalent de 2 c.à.s de germes de blé par jour, en paillettes à saupoudrer sur l'alimentation ou en comprimés contre la chute des cheveux.

🕮 Utiliser de l'huile de germe de blé, directement sur le cuir chevelu pour ralentir la chute, voire stimuler la repousse des cheveux.

🕮 Pour réduire la chute des cheveux, frictionner le cuir chevelu matin et soir avec une infusion de thym à raison de 1 c.à.s de feuilles par tasse d'eau.

🕮 Pour favoriser la pousse des cheveux, écraser 1 botte de cresson pour en recueillir le jus, appliquer sur toute la surface et rincer après 10 min.

🕮 Frictionner le cuir chevelu avec 3 gouttes d'huile essentielle de laurier diluées dans une noix de shampoing pour favoriser la pousse des cheveux. *Déconseillé aux femmes enceintes ou allaitantes, et chez les jeunes enfants. Sensibilisation de type allergique possible.* Faire un premier essai avec 1 goutte pour constater les résultats.

🕮 Préparer une infusion en versant 1 l d'eau bouillante sur 10 poignées de feuilles fraîches de basilic. Laisser tiédir, broyer et filtrer. Appliquer en frictions en cures de 1 semaine/mois pour favoriser la pousse des cheveux.

🕮 Mettre 2 poignées d'ortie piquante et 1 poignée de prêle dans 1 l d'eau froide. Chauffer et laisser bouillir lentement 10 min. Laisser refroidir et filtrer. Utiliser en dernière eau de rinçage des cheveux qui sècheront avantageusement à l'air libre.

🕮 Faire bouillir pendant 20 min 1 poignée de feuilles de noyer par litre d'eau, et laisser infuser 2/3 h. Filtrer et utiliser le liquide en lotion 20 min avant le shampoing pour favoriser la pousse des cheveux.

🕮 Laisser macérer 100 g de feuilles de sauge séchées dans 1 l de rhum ou de vodka pendant 15 jours, puis masser régulièrement le cuir chevelu avec cette lotion pour stimuler la pousse des cheveux.

🕮 Utiliser une infusion de feuilles de tilleul à raison de 50 g/l d'eau bouillante en eau de rinçage pour favoriser la pousse des cheveux.

🕮 Pour donner de l'éclat, lutter contre les pellicules et les cheveux secs, ajouter 10 gouttes d'huile essentielle de romarin dans votre flacon de shampoing. Laisser agir 10 min puis rincer. Si le résultat n'est pas suffisant, essayer de l'huile essentielle de tea tree.

🕮 Pour les cheveux gras, ajouter dans le flacon de shampoing 10 gouttes d'huile essentielle de citron, cyprès, bergamote, géranium, bois de santal, ou ylang-ylang.

🕮 Pour traiter les cheveux gras et éliminer les pellicules, tremper la tête dans un seau d'eau de mer, et masser le cuir chevelu. *Attention, l'eau de mer agresse les cheveux secs ou fragilisés.*

🕮 Pour les cheveux blonds ou secs, 10 gouttes d'huile de jojoba ajoutées à votre flacon de shampoing élimineront les pellicules et revitaliseront le cuir chevelu.

🕮 Pour la chute partielle, afin de stimuler la circulation sanguine, prévenir les irritations et favoriser la pousse, essayer 3 gouttes du mélange de cèdre, cyprès, lavande, romarin, plus une de jojoba. Laisser agir le shampoing 10 min avant de rincer.

🕮 Contre les pellicules, mettre 1 c.à.s de gros sel gris marin dans 1 verre d'eau et frotter le cuir chevelu avec cette préparation 2 fois/semaine.

🕮 Pour les problèmes de cheveux, consommer régulièrement des graines de tournesol, de la levure de bière, de l'huile de germe de blé, de la lécithine de soja, et autant de légumes crus que possible. Éviter le sucre, le sel et les amidons.

🕮 Appliquer sur les endroits qui se dénudent un mélange d'huile essentielle de laurier et huile d'amande douce en proportion de 1 pour 5. Mélange également efficace contre les pellicules.

🕮 Contre la chute des cheveux, couper de la racine de salsepareille en petits morceaux et la faire bouillir dans de l'eau avec laquelle les cheveux seront lavés.

🕮 Hacher 100 g de racine de bardane et 50 g de feuilles d'ortie piquante. Laisser macérer dans du rhum pendant 2 semaines au soleil dans un bocal fermé. Masser le cuir chevelu tous les jours avec cette lotion pour favoriser la repousse.

🕮 Masser matin et soir le cuir chevelu à l'aide d'un mélange à parts égales d'huile d'olive et de romarin pour stimuler la repousse. Bien mélanger avant application.

🕮 Masser régulièrement le cuir chevelu dans tous les sens à l'aide d'une brosse pour activer la circulation sanguine. Brosser doucement les cheveux fins qui ne sont pas habitués à ce régime.
Le massage peut s'effectuer à l'aide des mains en remuant le cuir chevelu d'avant en arrière comme pour le détacher du crâne.

🕮 S'installer en position allongée avec le corps incliné vers l'arrière, la tête au point le plus bas. Le sang afflue vers la tête et irrigue le cuir chevelu. S'habituer progressivement à cet afflux de sang.

🕮 Pour les pellicules, rincer avec des décoctions de prêle. Utiliser 2 c.à.s de plantes sèches ou approximativement 1 c.à.s de plante fraîche/l d'eau. Porter à ébullition, couvrir et laisser mijoter 5 min. Laisser ensuite macérer 1 journée avant de filtrer.

🕮 Contre les pellicules, laisser macérer 5 c.à.s de feuilles d'orties piquantes séchées, ou l'équivalent en feuilles fraîches, dans 50 cl de rhum blanc pendant 3 jours, et frictionner le cuir chevelu avec cette préparation.

Choc

Voir Contusions.

Cholestérol

🕮 Manger beaucoup de soja sous toutes ses formes pour diminuer ce facteur important des problèmes les risques cardio-vasculaires : grains, sauce, lait, farine, huile. Il existe même de la lécithine de soja en poudre ou en gélules, dont on peut prendre 2 à 4 c.à.s en complément du petit déjeuner.

🕮 La consommation d'ail abaisse le taux de mauvais cholestérol et augmente le taux de bon.

🕮 Saupoudrer les aliments de 2 à 4 c.à.s de germe de blé.

🕮 Consommer au moins 1 c.à.s d'huile d'olive tous les jours à jeun.

🕮 L'action de l'ail est très favorable à la diminution du taux de cholestérol. Pour éviter de croquer des gousses d'ail, utiliser un alcoolat tel que préconisé dans la rubrique Anémie.

🕮 Faire une cure de sève de bouleau au printemps telle que décrite à la rubrique Calculs. La sève de bouleau réduit le cholestérol.

Cicatrices

🕮 Remuer au bain-marie 3 volumes de jus fraîchement pressé de feuilles et fleurs de violette, et 1 volume d'huile d'olive. Amener lentement à ébullition, filtrer, laisser refroidir et mettre au frais. Masser les parties concernées régulièrement.

🕮 Humecter régulièrement ou faire des compresses avec de l'Élixir du Suédois pour faire disparaître les cicatrices sans laisser de traces. Appliquer au préalable sur la peau un corps gras neutre comme le beurre de karité pour éviter que l'alcool ne dessèche la peau.

Cinétose

Ou mal des transports. Voir Transports.

Cœur

L'hygiène de vie, une alimentation saine, et une activité physique adaptée sont à la base d'un cœur en bonne santé.

Consommer quotidiennement 1 c.à.s d'huile d'olive à jeun. Les Grecs, dont l'huile d'olive joue un rôle important dans l'alimentation, ne sont pratiquement pas touchés par ce type de problème.

L'ail est reconnu pour diminuer la tension cardiaque et contrôler la formation de caillots sanguins, en limitant ainsi les risques d'infarctus.

La tisane de feuilles, baies ou fleurs séchées d'aubépine, est efficace sur les troubles cardiaques légers. Faire bouillir 1 l d'eau, la verser sur 4 c.à.s d'aubépine, laisser infuser 10 min et filtrer. Boire jusqu'à 4 tasses par jour pendant un mois.

Pour les troubles cardiaques d'origine nerveuse et les palpitations, boire 3 tasses par jour d'infusion d'agripaume, à raison de 2 c.à.s/l d'eau.

Laisser 1 comprimé de galanga fondre sous la langue jusqu'à ce que les troubles cessent. Prendre un second comprimé 5 min plus tard.

Pour prévenir les risques d'infarctus du myocarde, mélanger 8 c.à.s de miel dans 1 l de vin. Faire chauffer et dès le point d'ébullition atteint, verser 40 ml de jus d'absinthe obtenu en passant la plante au hachoir. Consommer sous forme de cure ou toute l'année.

Boire des infusions d'achillée millefeuille à raison de 3 c.à.s/l d'eau, pour son action très efficace en cas de troubles de la circulation.

📖 Essayer le vin des cardiaques d'Hildegarde de Bingen. Mettre 10 tiges de persil fraîches dans 1 l de vin rouge ou blanc naturel, et ajouter 2 c.à.s de vinaigre de vin pur. Laisser bouillir ce mélange à petit feu pendant 10 min. Ajouter ensuite 300 g de miel pur et laisser bouillir doucement encore 4 min. Filtrer le mélange très chaud et le mettre dans des bouteilles qui auront été rincées à l'alcool fort. Bien refermer. La lie qui se forme peut être bue sans inconvénient.
Prendre 2 ou 3 c.à.s par jour de ce vin serait efficace contre les douleurs lancinantes et même les faiblesses cardiaques graves.

📖 Boire beaucoup d'infusions de feuilles d'olivier à raison de 1 c.à.s/tasse d'eau bouillante permet de réduire de manière significative les problèmes cardio-vasculaires. Bien que le surdosage ne présente pas de problèmes de toxicité, la feuille d'olivier a une efficacité antiparasitaire telle qu'il est possible que le corps ait du mal à gérer l'élimination des envahisseurs morts et autres substances libérées. Le sujet peut alors présenter divers symptômes traduisant le nettoyage de son organisme. Dans ce cas, limiter ou cesser l'usage pendant quelques jours et reprendre en augmentant progressivement les doses. Boire également beaucoup d'eau. En cas de collecte des feuilles d'olivier, choisir les feuilles de repousse au pied des arbres, qui semblent plus actives. Ce traitement débouche sur un sentiment de bien-être après élimination parasitaire et des troubles associés.

Coliques

📖 Boire 1 tasse 3 ou 4 fois/jour d'eau de riz obtenue en laissant bouillir 10 min, 2 c.à.s de riz dans 1/2 l d'eau.

📖 1 à 2 fois/jour, prendre 1/4 c.à.c de poudre de gingembre dans 1/2 tasse d'eau chaude.

📖 Manger du chou cuit à l'eau. Le chou est présenté comme le meilleur remède contre la dysenterie.

📖 Boire tous les jours une infusion à base de barbes de maïs.

Coliques néphrétiques

Voir également Calculs.

🕮 Calculs nichés dans les voies excrétrices des reins, généralement liés à une déshydratation. Sans eau, les reins n'éliminent plus les déchets qui s'accumulent et peuvent grossir au point de ne plus pouvoir être évacués avec l'urine. Boire plus, manger moins riche, et améliorer l'hygiène de vie. Mais en cas de crise, ne pas boire plus avant disparition de la douleur, afin de ne pas augmenter la pression urinaire en amont du calcul.

Comédons

Voir Acné.

Congestion

🕮 Boire des infusions d'achillée millefeuille pour calmer les douleurs d'une migraine violente.

🕮 En cas de congestion, appliquer un cataplasme d'ail pilé sur la plante des pieds, et croquer des gousses d'ail. Pour les problèmes récurrents, utiliser l'alcoolat de la rubrique Palpitations.

Congestion pelvienne

🕮 Problème féminin provenant de nombreuses causes et pouvant entraîner des tendances dépressives. La douleur diffuse empire généralement au cours de la journée et est aggravée par les efforts… Consommer beaucoup d'oignons. Il est possible de préparer un alcoolat en hachant quelques oignons, et en les recouvrant dans un flacon de verre du double de leur volume en alcool blanc. Laisser le flacon fermé 2 semaines au soleil, puis consommer quelques gouttes dans un peu d'eau plusieurs fois/jour en fonction des résultats.

Conjonctivite

Voir également Yeux.

Humecter la paupière avec du jus de cep de vigne, 1 à 2 fois /jour jusqu'à disparition des troubles qui peuvent demander de la persévérance.

Faire bouillir 30 g de bleuet dans 1 l d'eau pendant 1/4 h, laisser refroidir et appliquer en bain d'œil.

Constipation

De manière générale, réduire la consommation de pain et de lait, augmenter celle de fruits et légumes, et faire des promenades hygiéniques à l'air frais.

Une des nombreuses vertus de l'ail est de soulager la constipation.

Boire 1/2 c.à.s d'huile de ricin par jour.

Remplacer l'eau froide par de l'eau tiède/chaude, bue comme de la tisane à la fin du repas, et non pendant.

Consommer des pruneaux et/ou des figues, de préférence avant le petit déjeuner.

Boire le matin à jeun 1 verre de jus de groseille.

Peler 3 figues mûres, dénoyauter 2 prunes, et couper une pomme en morceaux en enlevant les pépins. Passer le tout à la centrifugeuse pour boire le jus, de préférence à jeun.

Manger de la purée de carottes.

Manger 2 c.à.c 3 fois/jour de compote de rhubarbe.

Boire 3 tasses par jour de décoction de mauve.

Faire une cure de pollen.

Prendre chaque matin à jeun un grand verre d'eau de préférence chaude, 1 tasse d'infusion de liseron de haies avec 1 c.à.c de miel (1 c.à.s bombée pour 1 l d'eau), ou 1 tasse d'infusion de chicorée (1 c.à.s bombée de feuilles pour 1/2 l d'eau).

🕮 À chaque repas, prendre 2 à 3 c.à.c de graines de lin dans un peu d'eau.

🕮 Boire 1 grosse tasse à jeun d'infusion de chicorée sauvage à raison de 3 c.à.s de feuilles/l d'eau bouillante.

🕮 Boire 1 verre de jus de melon à jeun pendant quelques jours.

🕮 Consommer de la levure de bière en poudre ou comprimés.

🕮 Manger des graines de tournesol.

Contraction musculaire

🕮 Masser avec de l'huile essentielle de lavande.

🕮 Boire des infusions de sauge à raison de 3 feuilles/bol d'eau bouillante.

Contusions

🕮 Appliquée sous forme de teinture mère ou de pommade, l'*Arnica montana est* la terreur des coups violents. Sous forme homéopathique, prise très rapidement suite au traumatisme, elle fait quasiment disparaître en 1 journée la bosse la plus inquiétante qui grossit à vue d'œil en passant du rouge au bleu. Prendre 10 granules à 9CH immédiatement, 3 granules tous les 1/4 h la première heure, puis toutes les heures en fonction de l'évolution. Continuer le lendemain à raison de 6 prises par jour.
Efficace également en cas de douleurs consécutives à des efforts soutenus. Prendre 5 granules avant l'effort si celui-ci est planifié, 5 granules pendant l'effort, et 5 autres après. En cas de douleurs imprévues après un effort qui ne paraissait pas aussi difficile, prendre 5 granules et recommencer à 2 ou 3 reprises espacées de quelques heures.

🕮 Pour les éraflures et coupures, nettoyer avec de l'eau salée (1 c.à.c/verre d'eau), mais attention cela peut piquer !

Détacher la fine pellicule qui se trouve entre les tranches d'un oignon et l'appliquer sur la plaie. Recouvrir d'un bandage et renouveler matin et soir. La cicatrisation est accélérée de manière spectaculaire.

Pour les petites coupures, appliquer une feuille de papier à cigarette ou de papier toilette qui va s'imbiber de sang et coller à la plaie en arrêtant le saignement. Retirer délicatement le papier lorsque la coupure est suffisamment refermée afin de ne pas la refaire saigner.

Nettoyer les plaies, quelles que soit leur importance, à l'eau et au savon de Marseille. Ce nettoyage pratiqué immédiatement est extrêmement efficace, même en cas de morsure de chiens.

Appliquer de la poudre de consoude pour favoriser la cicatrisation des plaies.

Appliquer en cataplasme des feuilles fraîches d'aulne directement sur les plaies et gerçures pour leur effet astringent et cicatrisant.

Utiliser de l'huile essentielle de lavande vraie pure pour accélérer la cicatrisation dès que celle-ci est commencée. L'huile essentielle de lavande est la seule à pouvoir être appliquée pure sur une plaie.

En cas de plaie avec saignement, tamponner avec un coton-tige imprégné de 1 goutte d'huile essentielle de ciste et 1 de tea tree. Appliquer ensuite un pansement imprégné également d'1 goutte de chacune de ces huiles. La première arrête rapidement les hémorragies, la seconde protège des infections.

Faire macérer des pétales de fleur de lys ou des pétales d'arnica dans de l'alcool, de l'eau de vie, ou de l'huile d'olive. Faire macérer au moins 3 jours. Frictionner avec les mains.

Pour les plaies infectées, faire bouillir 40 g de feuilles fraîches de préférence, de buis dans 1 l d'eau pendant 15 min.

Filtrer et appliquer des compresses bien imbibées sur la plaie pendant 2 h.

Faire bouillir des fleurs d'arnica (1 poignée/l d'eau) pendant 10 min. Imbiber un linge épais et laisser en place sur la zone douloureuse 20 min. Recommencer l'opération 2 ou 3 fois/jour.

Contre les hématomes et pour éviter la formation de bleus, appliquer de l'huile essentielle d'hélichryse.

Mettre 50 g de feuilles d'aigremoine dans 1/2 l d'eau bouillante. Laisser bouillir lentement 15 min puis retirer du feu. Faire refroidir et appliquer des compresses de cette préparation sur la partie douloureuse.

Mettre des fleurs d'armoise à macérer dans du vinaigre de vin ou de cidre et appliquer en compresses.

Frictionner avec de l'eau de vie.

Masser les parties concernées avec la préparation suivante. Remuer au bain-marie 3 volumes de jus fraîchement pressé de feuilles et fleurs de violette, et 1 volume d'huile d'olive. Amener lentement à ébullition, filtrer, et laisser refroidir. Conserver au frais.

Faire bouillir 3 c.à.s de graines de lin dans 1 l d'eau. Récupérer le mucus et écarter les enveloppes. Poser la compresse chaude et humide 1 h, et renouveler lorsqu'elle est sèche. Répéter 3 fois/jour jusqu'à guérison.

Respirer de l'huile essentielle de menthe pour son effet stimulant et réconfortant.

Coqueluche

Prendre matin et soir quelques gouttes de jus d'ail dans un peu d'eau.

Boire des infusions de bouillon blanc bien filtrées à raison de 2 c.à.s/l d'eau bouillante, ou de drosère à raison de 1 pincée par tasse.

🕮 Prendre 1 c.à.c/h du sirop obtenu en laissant macérer des oignons hachés dans leur poids de sucre roux.

Cor au pied

🕮 Mélanger de la mie de pain et du vinaigre et laisser tremper 1/2 h. Égoutter ensuite la mie de pain et l'appliquer en cataplasme sur le cor pour soulager la douleur.

🕮 Appliquer une rondelle d'ail maintenue à l'aide d'un morceau de gaze en évitant le contact avec la peau autour du cor. Renouveler le pansement et l'ail matin et soir.

🕮 Faire des compresses humectées d'Élixir du Suédois sur les cors en veillant à ce qu'elles restent toujours humides. Les cors disparaissent en quelques jours. Ne jamais utiliser cet élixir sans avoir au préalable appliqué un corps gras neutre comme le beurre de karité.

🕮 Prendre un bain de pieds avec de l'eau chaude avant le coucher, sécher soigneusement et appliquer du jus de citron sur le cor. Renouveler l'opération jusqu'à disparition.

🕮 Garder le cor imbibé d'huile de ricin jusqu'à disparition.

🕮 Appliquer un emplâtre avec l'intérieur de l'écorce d'un ananas frais à l'aide d'un adhésif toute la nuit, et enlever le matin pour laver à l'eau chaude. Le cor devrait s'enlever facilement.

Coryza

Voir Rhume.

Couperose

🕮 Laisser infuser 10 min 30 g de feuilles d'eupatoire dans 1 l d'eau bouillie avant de filtrer. Boire 3 tasse/jour pendant 1 mois.

🕮 Boire 1 tasse au coucher pendant 3 semaines d'infusion de reine-des-prés. Jeter 30 g de feuilles dans 1 l d'eau frémissante et laisser infuser 10 min en couvrant.

🕮 Jeter 1 pincée de feuilles d'hamamélis et 1 pincée de feuilles de fumeterre dans l'équivalent d'une grande tasse d'eau bouillante. Laisser bouillir 3 min et infuser 10 min avant de filtrer. Faire une cure de 3 semaines de 1 tasse après les repas.

🕮 Mélanger 1 jus de citron et 1 blanc d'œuf. Appliquer 10 min 1 fois par mois pour combattre la couperose.

🕮 Faire bouillir 100 g de laitue hachée dans 1/4 l d'eau. Laisser réduire de moitié et filtrer pour récupérer le liquide. Utiliser en compresse pendant 20 min.

🕮 Faire bouillir 50 g de feuilles de mauve, 50 g de bois de myrtilles, ou 100 g de vigne rouge, dans 1 l d'eau pendant 15 min. Lisser infuser 15 min, filtrer et utiliser le liquide en compresse pendant 20 min.

Coup

Voir Contusions.

Coup de chaleur

🕮 Prendre un bain d'eau froide et boire beaucoup d'eau. Frictionner le visage avec une lotion rafraîchissante composée d'une décoction de fleurs séchées de camomille et d'un peu de vinaigre. Respirer du vinaigre. Si les symptômes persistent, consulter rapidement.

Coup de froid

Voir Rhumes.

Coup de soleil

Voir également Brûlures.

🕮 Le plus sage consiste à les éviter car le rayonnement solaire est devenu plus nocif en raison de la moindre protection de la couche d'ozone. Une crème efficace consiste à mélanger 10 c.à.s d'huile de sésame, 3 de lait, et 3 de jus de citron. Agiter vigoureusement et conserver au frais.

📖 *La méthode qui suit fait exception dans le sens où elle ne peut être qualifiée de naturelle. Toutefois, compte tenu de son efficacité exceptionnelle, il nous a paru judicieux de la divulguer.*
Tremper une boule de coton dans de l'eau de javel pure du commerce, et mouiller abondamment la zone concernée, même pleine de sable. Utiliser de l'eau de javel la plus pure possible, en évitant tous les additifs des formules nouvelles. La formule en berlingots présentant le plus haut degré chlorométrique semble la plus efficace. Le contact est comparable à celui de l'eau froide, éventuellement peu agréable sur une peau très fortement brûlée, mais en aucun cas douloureux du fait de l'eau de javel. Plus le coup de soleil est fort, plus la peau a tendance à absorber le liquide. Continuer à mouiller abondamment jusqu'à ce que la peau n'absorbe plus et laisser sécher. Le résultat est stupéfiant. La brûlure et la douleur sont stoppées en quelques minutes. Attention toutefois aux mouvements brusques et aux coulures, car l'eau de javel décolore instantanément tous les tissus qu'elle touche. Faire l'application dans la douche ou en extérieur, le sujet allongé et dévêtu. Attendre que la douleur ait disparu avant de prendre une douche.

📖 Frotter l'intérieur d'un concombre, d'une tomate, pomme de terre ou courgette, sur la partie rougie. Recommencer jusqu'à disparition de la sensation de brûlure.
Il est également possible de couper des rondelles épaisses, après avoir lavé la peau sans la retirer, et de les appliquer sur toute la zone du coup de soleil.

Courbatures

Voir Douleurs.

Crampe musculaire

📖 Pour les crampes des mollets, essayer de marcher pieds nus sur du carrelage froid. Demander à quelqu'un de placer une main sous la plante de votre pied, et d'exercer une pression contrôlée en repoussant les orteils de votre jambe tendue vers le genou.

🕮 Placer un savon de Marseille au fond du lit, comme le font les militaires dans leur sac de couchage après les journées physiquement éprouvantes.

🕮 Diluer 2 c.à.s de miel et 2 c.à.c de vinaigre de cidre dans 1 verre d'eau, et boire à chaque repas pendant 1 à 2 semaines.

🕮 L'écorce de canneberge, connue également sous le nom d'écorce des crampes, est réputée pour les faire disparaître rapidement. Faire une forte décoction et boire 1/3 de tasse à café pour faire disparaître les crampes en moins de 20 min.

🕮 Boire du jus obtenu à la centrifugeuse à partir de la chair de 1/2 melon et les grains de 1 grappe de raisin.

Crevasses

🕮 Éviter toute application de produits susceptibles d'entraîner des irritations : savons, antiseptiques, macérations, etc.
Humecter ou faire des compresses régulièrement avec des gouttes d'Élixir du Suédois, même sur des plaies ouvertes, après avoir appliqué un corps gras neutre comme le beurre de karité.

Croûtes de lait

🕮 Laver avec une décoction de feuilles de noyer.

🕮 Appliquer de l'huile d'amande douce ou d'olive sur le cuir chevelu 1 h avant de laver les cheveux en remplaçant le shampoing par du rhassoul qui, mélangé à l'eau, forme une pâte très douce absorbant les impuretés et les graisses comme un buvard, et s'élimine au rinçage. Très recommandé pour les peaux sensibles comme celle de bébé.

Cutanées (éruptions et ulcérations)

Voir Abcès et Eczéma.

Cystite

📖 Inflammation aiguë de la vessie. Boire beaucoup rend l'émission des urines moins douloureuses. Adopter un régime végétarien et supprimer alcool et laitages. Prendre du repos. Dès l'apparition des premiers signes, boire 3 c.à.c de vinaigre de cidre dans un verre d'eau froide 3 fois/jour.

📖 Boire des boissons acides, jus de citron, d'orange, de pamplemousse.

📖 Boire jusqu'à 8 fois/jour d'infusion d'ortie piquante. Verser 200 ml d'eau bouillante sur 2 c.à.c d'ortie. Laisser infuser 10 min.

📖 Pour les cystites récidivantes, placer quelques oignons hachés dans un bocal de verre, et recouvrir du double de leur volume en alcool blanc. Fermer le bocal et le laisser 15 jours au soleil. Consommer quelques gouttes dans un peu d'eau plusieurs fois/jour en fonction des résultats.

📖 Boire 3 tasses par jour de décoction de barbe de maïs à raison de 4 c.à.s/l d'eau.

📖 Boire 4 tasses par jour de décoction d'aubier de tilleul, à raison d'1 c.à.s/tasse d'eau froide. Faire bouillir 5 min, et laisser infuser 10 min.

📖 Pour les personnes âgées, boire 3 tasses/jour de décoction de bruyère, à raison de 2 c.à.s de fleurs/l d'eau. Faire bouillir lentement jusqu'à réduction d'1/3.

📖 Les huiles essentielles de cajeput, cannelle de Ceylan, cannelle de Chine, myrte, niaouli, d'origan d'Espagne, de sarriette de montagne, de tea tree, et de thym rouge, sont reconnues pour leur efficacité sur les cystites chroniques. Prendre 2 gouttes dans un peu d'eau 5 fois/jour d'une huile, ou du mélange de plusieurs. En cas d'irritation ou de sensibilité, ne pas utiliser les huiles essentielles.

D

Dartres

🕮 Ébouillanter 1 c.à.c rase de chélidoine avec 1/4 l d'eau, et humidifier régulièrement les parties concernées. Efficace même sur les dartres récalcitrants. La chélidoine reste verte en hiver, même sous la neige, et vit très bien en pot.

🕮 Boire 3 tasses par jour, loin des repas, d'une infusion de pensée sauvage à raison de 3 c.à.s de fleurs séchées/l d'eau bouillante.

🕮 Boire 3 tasses par jour d'infusion de souci à raison de 2 c.à.c/tasse. Appliquer également des compresses de cette infusion.

Démangeaisons

🕮 Râper des carottes et faire un cataplasme à appliquer sur la partie concernée. Simple et efficace.

🕮 Appliquer directement du vinaigre de cidre de pomme non dilué sur la zone qui démange.

🕮 Pour les démangeaisons vaginales, laver et faire des bains de siège à l'achillée millefeuille.

Dents

🕮 Appliquer un clou de girofle, de la poudre de noix de muscade, ou du jus de figue sur la dent douloureuse. Il est aussi possible d'appliquer un coton-tige imbibé d'huile essentielle de clous de girofle, de noix de muscade, ou de laurier noble. En cas de muqueuse sensible, mélanger avec 1 goutte d'huile alimentaire.

🕮 Pour les incontournables problèmes de dents et de gencives des bébés, leur donner à sucer une racine de guimauve pour un résultat rapide, ou frotter les gencives avec une infusion de prêle. Chauffer jusqu'à frémissement 1 l d'eau avec 5 c.à.c, et laisser infuser 5 min dans un récipient en terre cuite si possible.

🕮 Appliquer un coton imbibé de suc de persil, extrait au mortier ou à la centrifugeuse, sur la gencive.

🕮 Faire bouillir dans de l'eau ou du lait une dizaine de figues pendant quelques minutes. Faire des bains de bouche à l'aide de cette décoction chaude en recrachant le liquide.

🕮 Mâcher du brou de noix ou des feuilles de cresson qui ont un effet sur le déchaussement.

🕮 En cas de gingivite, faire bouillir 5 min 1 c.à.c/tasse d'eau bouillante de feuilles ou d'écorce séchée et broyée d'aulne. Filtrer et faire des gargarismes 2 à 3 fois/jour.

🕮 Faire des bains de bouche avec de l'eau salée (2 c.à.s/verre d'eau), un alcool fort, ou 3 gouttes d'huile essentielle de girofle dans de l'eau.

🕮 Mettre une compresse chaude d'infusion de coquelicot sur la joue enflammée.

🕮 Poser une bouillotte très chaude sous les pieds.

🕮 Faire bouillir à feu fort pendant 3 min, 250 ml de vin avec 25 g d'herbes d'absinthe, 25 g de verveine, et 2 c.à.c de sucre de canne. Filtrer et appliquer les herbes chaudes sous forme de compresse sur les parties douloureuses pendant 1 h. Boire le vin chaud tamisé. 1 à 2 fois/jour pendant 7 jours si nécessaire.

🕮 Broyer finement des feuilles de thym séchées. Tremper la brosse à dents et se brosser les dents à sec. Puissant désinfectant sans danger.

🕮 Se laver les dents avec de l'eau salée qui a la réputation d'être le meilleur des dentifrices. Aucun dosage préconisé, mais du sel de mer gris de l'île de Ré ou de Guérande.

🕮 Laver les dents avec du bicarbonate de sodium en poudre permet de les blanchir et combat la mauvaise haleine. À faire occasionnellement car effet abrasif.

🕮 Mélanger de la farine d'orge avec du jus de pomme et une pincée de sel pour obtenir une pâte onctueuse. Brosser les dents matin et soir avec ce mélange tonique.

🕮 Mettre une goutte d'huile essentielle de cajeput sur le dentifrice de votre brosse à dents pour combattre les névralgies dentaires. *Déconseillé en cas de grossesse.*

🕮 Mélanger 2 c.à.c d'argile verte, 1 de bicarbonate alimentaire, 3 ou 4 clous de girofle broyés, et un peu d'eau pour obtenir une pâte homogène qui servira de dentifrice anti-infectieux, cicatrisant et efficace contre la mauvaise haleine. Ajouter éventuellement 2 gouttes d'huiles essentielles au choix. Ne pas utiliser plus de 2 ou 3 fois par semaine au-delà de laquelle le dentifrice ne peut se conserver.

🕮 Placer un petit morceau d'ail dans le creux de la dent malade.

🕮 Frotter de temps en temps les dents jaunes avec un zeste de citron.

🕮 Pour prévenir les caries, sécher et réduire de la prêle en poudre et l'utiliser pour se brosser les dents à sec.

🕮 Pour les problèmes de dentition, y compris la pousse des dents de bébé, faire des frictions avec de la teinture mère de safran coupée d'eau, ou de la poudre de safran mélangée à du miel, sur les gencives.

Dépression nerveuse

🕮 Chauffer 200 ml d'eau à ébullition et verser sur 2 c.à.c de fleurs séchées de millepertuis. Laisser infuser 10 min et boire 1 à 2 tasses par jour pour les dépressions modérées. Insister car les premiers effets ne se font sentir qu'au bout de 2 à 3 semaines. *Attention, formellement déconseillé aux femmes enceintes ou allaitantes.*

🕮 Manger beaucoup d'oignons crus. En cas de difficulté à les digérer, râper un oignon très fin, et le mélanger avec 1 c.à.s de miel dans 1 verre de vin.

🕮 Prendre de l'alcoolature d'ail telle que préconisée dans la rubrique Anémie.

🕮 Prendre 3 fois/jour 2 gélules de *Griffonia simplicifolia* qui n'a rien à envier aux antidépresseurs courants.

🕮 Boire 1 tasse avant les repas d'infusion de gentiane jaune, à raison de 2 c.à.s de racines coupées/litre d'eau, laisser bouillir 2 min puis infuser toute la nuit. À éviter par les femmes enceintes et en cas d'hypertension artérielle.

🕮 Boire 2 tasses par jour entre les repas d'infusion de petite centaurée, à raison de 1 c.à.s/l d'eau bouillante.

🕮 La mélisse corrige palpitations, spasmes digestifs, crises de nerfs, etc., liés à la dépression, et permet de redonner confiance aux personnes fragilisées. Boire 3 tasses par jour d'infusion à raison de 2 c.à.c/tasse d'eau.

🕮 Boire 3 tasses par jour entre les repas d'infusion de passiflore à raison de 2 c.à.c/tasse d'eau bouillante. Lutte contre les angoisses de la journée et favorise l'endormissement.

🕮 Masser le plexus solaire des individus nerveux et surmenés avec 2 gouttes d'huile essentielle de néroli.

🕮 Les dépressifs sont encouragés à vivre le plus souvent possible au grand jour ou dans une ambiance la plus lumineuse possible, en particulier au réveil.

Déodorant

🕮 Utiliser après la douche du vinaigre de cidre comme déodorant. L'odeur disparaît en quelques minutes et le vinaigre protège longtemps sans bloquer la transpiration.

Dermatose

🕮 Synonyme de « maladie de peau ». Voir Peau et Acné.

Diabète

🕮 Consommer beaucoup de céleri, carottes fraîches, ail et oignons.

🕮 Boire beaucoup d'infusions d'ortie à raison de 1 poignée de feuilles/l d'eau.

🕮 Mettre 1 c.à.c de racines d'acore odorant dans 1 tasse d'eau froide toute la nuit. Réchauffer le matin, passer et boire 1 gorgée avant et après chaque repas.

🕮 Boire des infusions de sureau.

🕮 Consommer au printemps 15 tiges de pissenlit chaque jour en salade malgré leur goût amer. Cueillir les pissenlits avec la fleur, les laver pour préparer la salade, et retirer la fleur avant consommation. Ajouter avantageusement du poireau à la salade.

🕮 Boire du jus de concombre frais pressé.

🕮 Boire une gorgée matin et soir de vin blanc sec dans lequel on aura mis à macérer du poireau haché menu pendant au moins 24 h (500 g de poireau et remplir de vin 1 bouteille de 1 l).

🕮 Boire des infusions de feuilles de myrtille.

Diarrhée

🕮 Boire de l'eau de riz plutôt que de la jeter après cuisson.

🕮 Manger de l'ail longuement bouilli et réduit en pâte.

🕮 Verser l'équivalent de 1 c.à.c d'argile verte en poudre surfine dans 1 verre d'eau, en pluie, sans utiliser de cuillère en métal ni en plastique. Attendre 10 min sans remuer, puis diluer et boire loin des repas. 1 prise suffit généralement.

🕮 La baie de myrtille est le remède de choix dans l'urgence. Faire une décoction de 25 g de baies dans 1 l d'eau pendant 15 min. Efficace même contre la *tourista*. Pour plus d'efficacité, absorber les graines restant après filtration.
Une bouteille de 250 ml de jus de myrtille aura les mêmes effets. Boire sur 1 ou 2 journées.

🕮 3 tasses par jour d'infusion d'ortie piquante (20 g de feuilles/l d'eau) ou de bistorte (40 g de racines/l d'eau).

🕮 Consommer 1 c.à.s du mélange de 9 g de poudre de cumin et 2 g de poivre blanc, sur du pain ou autre support, 1 à 3 fois/jour.

🕮 Boire régulièrement de l'argile à raison de 1 c.à.c dans 1 verre d'eau.

🕮 Les maux de ventre des adultes ne résisteront pas à 1/2 verre tous les 1/4 h d'eau et de cumin (1 c.à.s/l d'eau chaude).

🕮 Pour les bébés, faire bouillir 500 g de carottes en tranches fines dans 1 l d'eau pendant 1 h. En faire une bouillie qui sera utilisée au biberon pour nourrir bébé jusqu'à retour à la normale. Réintroduire le lait progressivement.

🕮 Manger de la pâte de coing qui est, depuis longtemps, un remède efficace contre le mal au ventre.

🕮 Boire du jus de carotte obtenu à l'aide d'une centrifugeuse.

🕮 Mettre une bouillotte sur l'abdomen au coucher afin d'atténuer les contractions.

🕮 Faire macérer 60 g de racines de bistorte dans 1 l d'eau froide pendant 12 h, et boire 5 tasses par jour entre les repas.

Digestion

Voir également Estomac.

🕮 La consommation d'ail facilite la digestion.

🕮 Faire infuser 10 min du romarin frais. Ajouter 1/3 de sauge. Boire tiède, légèrement sucré. Une autre solution consiste à laisser tremper 200 g de romarin dans 1 l de vin blanc pendant 2 semaines, et boire un peu de ce mélange filtré à la fin des repas. Attention aux abus.

🕮 Boire après les repas une tasse d'infusion au choix d'angélique (3 g pour 250 ml d'eau), de basilic (1 c.à.c/tasse d'eau), sarriette (50 g/l), coriandre (1 c.à.c. pour 250 ml), fenouil (1 c.à.c. pour 250 ml), centaurée (1 poignée de fleurs/l), menthe (25 g/l), thym (10 à 20 g/l), cumin (15 c.à.c de semences/tasse d'eau), ou de feuilles de laurier fraîches.

🕮 Croquer à la fin du repas quelques grains de cumin ou d'anis.

🕮 Prendre après les repas un sucre avec 1 à 3 gouttes d'huile essentielle de coriandre et/ou frictionner l'abdomen avec 1 à 2 gouttes d'huile essentielle de coriandre ou d'estragon.

🕮 Prendre 4 fois/jour, 3 à 5 gouttes d'huile essentielle d'estragon sur un sucre.

🕮 1 à 2 fois/jour, prendre 1/4 de c.à.c de poudre de gingembre dans 1/2 tasse d'eau chaude.

🕮 Masser l'abdomen avec de l'huile essentielle de lemongrass très diluée.

🕮 Boire 3 tasses par jour d'infusion de 1 c.à.c de menthe poivrée/tasse d'eau.

🕮 Avant et/ou après un repas copieux, laisser un peu de place pour manger des feuilles de chou.

🕮 Diluer 1 c.à.c de bicarbonate de soude dans 1 verre d'eau, et boire pour une amélioration immédiate. Recommencer une fois si nécessaire.

🕮 Hacher une plante d'absinthe pour en exprimer le jus. Mélanger 1 l de vin et 150 g de miel. Faire chauffer et dès le point d'ébullition atteint, verser 40 ml de jus d'absinthe. À consommer en cas de troubles digestifs et gastriques.

🕮 Faire cuire 10 g de feuilles de sauge sclarée, 1 g de menthe pouliot, et 2 g de graines de fenouil dan 1 l de vin pendant 5 min. Ajouter 50 g de miel en fin de cuisson et tamiser. Prendre 1 à 2 verres à liqueur après les 2 principaux repas. Préparation très efficace que les estomacs délicats devront consommer à la petite cuillère.

🕮 Faire macérer 60 g de tanaisie sèche, ou le double de fraîche, dans 1 l de vin de Bordeaux pendant 1 semaine. Filtrer et ajouter 3 c.à.s de miel de thym. Boire 1 petit verre après les repas pour un effet stimulant sur la digestion et son action favorable sur les maux d'estomac.
La tanaisie est interdite aux femmes enceintes. Attention à ne pas utiliser la tanaisie à forte dose, car elle peut être toxique.

Douleurs

🕮 Boire au choix, des infusions calmantes et apaisantes de primevère (1 c.à.c/tasse d'eau), pavot (20 g de fleur/l d'eau), mélilot (1 c.à.c/tasse), tilleul (1 c.à.c/tasse), ou reine-des-prés (10 g/250 ml d'eau).

Appliquer une feuille de chou écrasée sur la partie douloureuse.

Appliquer un cataplasme d'argile.

Faire macérer 200 g de fleurs fraîches de millepertuis dans 1 l d'eau de vie pendant 3 semaines, filtrer et conserver dans des flacons teintés bien bouchés. Utiliser en massages sur les douleurs musculaires et ligamentaires.

Pour les douleurs nerveuses, mélanger 1 ml d'essence de rose véritable dans 100 ml d'huile d'olive. Faire pénétrer en massant les endroits douloureux toutes les 3 h jusqu'à amélioration.

Boire des infusions d'achillée millefeuille à raison de 1 c.à.c/l d'eau. Action rapide garantie.

Durillon

Appliquer une rondelle d'ail maintenue à l'aide d'un morceau de gaze. Renouveler le pansement et l'ail matin et soir.

Presser un glaçon sur le durillon sans le retirer jusqu'à ce qu'il fonde complètement. Il se produit une sensation très supportable de brûlure par le froid. Renouveler l'opération 2 fois/jour. En persévérant, le durillon jaunit et finit par disparaître. Saisir le glaçon à l'aide d'un morceau de papier absorbant plié le plus possible pour éviter qu'il ne fonde trop rapidement au contact des doigts, et pour absorber l'eau du glaçon au fur et à mesure qu'il fond.

La chélidoine est encore souveraine pour ce genre de problème. Appliquer le suc de la plante fraîche.

E

Écharde

Désinfecter avec de l'alcool.

Tremper la partie concernée dans de l'eau chaude pendant quelques minutes afin de ramollir la peau pour faciliter le retrait de l'écharde.

Appliquer un morceau de pomme de terre sur l'écharde toute la nuit à l'aide de sparadrap. Au matin, l'écharde est dans la pomme de terre ou presque sortie de la peau.

Placer du papier adhésif sans appuyer pour qu'il adhère à l'écharde, et le retirer délicatement.

Allumer une bougie et laisser tomber 2 gouttes de cire chaude sur l'écharde. Laisser refroidir et retirer doucement avec le corps étranger.

Appliquer un corps gras et recouvrir d'un pansement. L'écharde s'éliminera en moins de 2 jours.

Eczéma

🕮 Ne jamais bloquer cet effort d'élimination de l'organisme, ce qui pourrait se traduire par des conséquences beaucoup plus graves dans le temps.

🕮 En traitement de fond, prendre beaucoup d'ortie piquante sous forme d'infusions.

🕮 Manger des salades de betterave rouge cuite épicée au serpolet.

🕮 En usage interne et externe, l'huile de bourrache permet de résoudre de nombreux problèmes épidermiques, dont l'eczéma.

🕮 Faire macérer des feuilles et morceaux d'écorce de bouleau dans 1/4 l d'eau pendant 24 h. Appliquer directement sur les zones concernées 20 min/jour.

🕮 Appliquer 3 couches de feuilles de chou sur la partie douloureuse après avoir enlevé la grosse nervure, les avoir écrasées avec une bouteille et tiédies au-dessus du poêle.

🕮 Pour l'eczéma sec, faire une cure de sève de bouleau telle que décrite à la rubrique calculs.

🕮 Faire des compresses d'eau de mer prélevée loin du rivage où elle sera un peu moins polluée.

🕮 Prendre 1 poignée de feuilles de mûres/l d'eau et faire bouillir pendant 3 min avant de tamiser. Faire des compresses et tremper les parties malades.

🕮 Lorsque l'eczéma est suintant, appliquer des compresses de graines de lin. Faire cuire 3 c.à.s de graines de lin dans 1 l d'eau. Récupérer le mucus et écarter les enveloppes. Poser la compresse chaude et humide 1 h et renouveler lorsqu'elle est sèche. Répéter 3 fois/jour jusqu'à guérison.

🕮 Boire 3 tasses par jour loin des repas d'infusion de pensée sauvage à raison de 3 c.à.s de fleurs séchées/l d'eau bouillante.

🕮 Boire 1 l d'infusion d'ortie piquante réparti sur toute la journée (200 ml d'eau bouillante sur 2 c.à.c de poudre d'ortie. Laisser infuser 10 min). Appliquer également sur la peau un linge imbibé.

🕮 Appliquer du gel d'Aloé vera à 99 %. Soulage rapidement les démangeaisons.

🕮 Faire une décoction d'écorce concassée de hêtre à raison de 20 g/l d'eau. Laisser bouillir jusqu'à ce que le mélange ait réduit de moitié. Imbiber des compresses destinées aux surfaces à traiter.

Émotions

Voir Stress.

Engelures/gerçures

🕮 Appliquer une décoction filtrée de fanes de carottes (1 poignée pour 2 verres d'eau).

🕮 Appliquer un cataplasme de pomme de terre crue râpée.

🕮 Appliquer fréquemment un mélange de jus de citron et glycérine.

🕮 Faire des bains chauds avec une décoction de noyer (2 poignées pour 1 l d'eau) ou de céleri (1 céleri entier haché pour 3 l d'eau pendant 1 h).

🕮 Piler des graines de coing et ajouter un peu d'eau tiède. Faire une pâte et appliquer sur les gerçures.

🕮 Appliquer des compresses trempées dans une décoction d'achillée millefeuilles (40 à 60 g de plantes/l d'eau, bouillir 3 min, et laisser infuser 10 min), ou une infusion de feuilles de menthe.

🕮 Jeter 1 grosse poignée de feuilles de mauve dans un récipient d'eau légèrement salée couvert. Faire bouillir 5 min et filtrer avant d'appliquer régulièrement.

Entorse/foulure

Voir Contusions.

🕮 Des bains d'eau froide juste après une foulure ou une entorse à la cheville évitent la formation de l'enflure. Il est aussi possible d'appliquer des glaçons. Mais attention, la douleur est seulement anesthésiée, le problème n'est pas résolu.

🕮 Des bains d'eau tiède avec une poignée de gros sel marin aident à la résorption des hématomes causés par les entorses à la cheville.

🕮 Appliquer en compresses 1 c.à.s de teinture mère d'arnica pour 1/4 l d'eau.
Appliquer également de l'arnica en cataplasmes de fleurs séchées ou de compresses imprégnées de teinture mère, sauf en cas de plaie ouverte.

🕮 Chauffer au bain-marie 30 ml de jus fraîchement pressé de feuilles et fleurs de violette, 10 ml d'huile d'olive, 30 g de base neutre. Amener lentement à ébullition, filtrer, laisser refroidir et mettre au frais. Masser avec ce mélange pour éliminer les hématomes.

🕮 Boire des infusions d'écorce de saule.

🕮 Appliquer de l'huile essentielle de wintergreen pure pour son puissant effet anti-inflammatoire.

🕮 Appliquer sur la partie douloureuse de la pulpe de racine de tamier (*herbe de la femme battue*) fraîchement coupée. Elle provoque une petite brûlure très supportable qui combat la brûlure de l'inflammation articulaire. Efficace également sur les hématomes.

🕮 Faire macérer 1 tête d'ail pelée et hachée menu dans de l'huile d'olive. Masser délicatement la partie douloureuse pour bien faire pénétrer l'huile et bander pour la nuit.

Énurésie

Voir Incontinence.

Épine

Voir Écharde.

Épistaxis

Saignements de nez. Voir Nez.

Épuisement physique et psychique

📖 1 goutte d'huile essentielle de cannelle et de ravensare sur un sucre. 3 fois/jour.

Érection

Voir Sexuelle (activité).

Éructation

Voir Estomac.

Estomac

Voir également Digestion.

📖 Contre les infections, diarrhées, flatulences et ballonnements, consommer de l'ail bouilli et réduit en pâte.

📖 Croquer des grains de cumin ou d'anis pour les ballonnements.

📖 Contre les coliques gastriques et intestinales, placer une bouillotte chaude sur le ventre pendant 20 min.

📖 Verser 200 ml d'eau bouillante sur 8 étoiles d'anis étoilé, et laisser infuser 10 min avant de boire pour combattre les ballonnements.

📖 Pour les problèmes de ballonnements, prendre après chaque repas une infusion d'estragon, de fenouil, de mélilot, de menthe, ou de mélisse.

🕮 Pour les maux d'estomac, prendre tous les matins une cuillère de charbon végétal.

🕮 Boire des infusions de cannelle, mélisse ou menthe verte, pour les troubles d'origine nerveuse.

🕮 Boire des infusions de reine-des-prés, marrube noir, et/ou graines de cardamome pour les problèmes d'acidité.

🕮 Boire des infusions de cataire (ou chataire) pour les flatulences et coliques, et/ou 2 gouttes d'huile essentielle de carvi sur un sucre.

🕮 Boire des infusions de camomille, estragon, tilleul, fenouil, achillée millefeuille, fleur d'oranger, angélique, et/ou anis vert.

🕮 Boire chaque jour 2 verres de jus de chou.

🕮 Croquer quelques grains d'anis.

🕮 Appliquer 3 épaisseurs de feuilles de chou écrasées sur l'abdomen (renouveler toutes les 3 h).

🕮 Manger 2 à 3 c.à.s de miel avant les repas.

🕮 Appliquer un cataplasme d'argile tiède 2 h après le repas.

🕮 Consommer de l'argile blanche pour protéger la muqueuse gastro-intestinale, et absorber les gaz, toxines, et sécrétions digestives superflues. Bien délayer 2 c.à.c d'argile blanche (1 cuillère pour les moins de 10 ans) dans un grand verre à moitié plein d'eau non chlorée (eau de source). Laisser reposer au réfrigérateur toute la nuit puis remuer pour obtenir un mélange argileux à boire à jeun.

🕮 Boire des infusions d'achillée millefeuille à raison de 1 c.à.c/l d'eau. Action rapide.

🕮 Boire un maximum d'infusions d'achillée millefeuille, ortie, pissenlit, plantain et souci. Dans l'idéal, ramasser ces plantes fraîches et en exprimer le jus à la centrifugeuse pour en boire une gorgée par heure.

🕮 Contre l'acidité gastrique et les flatulences, ainsi que pour les digestions difficiles, utiliser de l'écorce d'orme qui convient aux estomacs les plus délicats. Faire chauffer un verre d'eau, puis saupoudrer lentement de la poudre d'écorce d'orme en remuant. Boucher le verre et secouer énergiquement car le mélange se fait difficilement.

🕮 Une vieille recette consiste à couper en dés, des racines sèches de gentiane et les laisser tremper dans de l'eau de vie blanche pendant une semaine avant de filtrer. 30 gouttes de cet extrait dans un peu d'eau tous les jours pendant 2 semaines amélioreront l'appétit et la digestion de manière significative.
1 c.à.c de l'extrait dans un peu d'eau vient à bout des repas les plus lourds, des nausées et crampes d'estomac.

🕮 Prendre 1 ampoule d'extrait de radis noir après un repas que la vésicule biliaire a du mal à assumer.

🕮 Les infusions de menthe sont efficaces en cas de vomissements des personnes alcoolo-dépendantes.

🕮 Manger une papaye au dessert ou prendre des comprimés de papaye pour éviter gaz, brûlures et acidité.

🕮 Boire 3 tasses par jour de décoction de persil à raison de 100 g de racine fraîche/l d'eau. Attention, en cas de récolte personnelle, préférer le persil frisé, car le persil non frisé peut être confondu avec la petite ciguë qui est toxique.

🕮 1 à 2 fois/jour, prendre ¼ de c.à.c de poudre de gingembre dans 1/2 tasse d'eau chaude.

Éternuement

Voir Rhume.

Étouffement

🕮 En cas de corps étranger bloqué, ne pas essayer de taper dans le dos ou de l'extraire manuellement. Se placer derrière la victime en entourant sa taille avec les 2 bras, et exercer une forte pression en remontant au niveau de l'estomac jusqu'à l'arc de cercle formé par les côtes. La surpression provoquée provoque l'expulsion du corps bloqué. Recommencer si nécessaire. Peut être pratiqué debout, assis ou couché.

Extinction de voix

🕮 Mélanger 1 blanc d'œuf avec 1 jus de citron et 2 c.à.s de sucre. Boire 1 c.à.s toutes les heures de ce sirop.

🕮 Pour les enrouements et laryngites, boire 3 tasses par jour d'infusion de mauve à raison de 1 c.à.s/tasse d'eau bouillante.

🕮 Consommer de l'ail contre l'enrouement.

F

Fatigue

🕮 Prendre 3 c.à.s de levure de bière par jour ou l'équivalent en comprimés.

🕮 Boire 3 tasses par jour d'infusion de semences de carottes (1 c.à.c/tasse d'eau bouillante), ou de coriandre (1 c.à.c de semences/tasse d'eau).

🕮 Boire chaque matin 1 verre de jus de carotte.

🕮 Boire des infusions de thym et/ou romarin et/ou menthe fraîche, en particulier le matin à jeun.

🕮 Ajouter une infusion de thym, lavande, bruyère ou romarin à l'eau du bain.

🕮 Frictionner le corps avec du vinaigre de cidre. Ne laisse pas d'odeur en séchant.

🕮 Prendre des bains à base d'huile essentielle de citronnelle.

Boire 3 tasses par jour de tisane de patience crépue pour pallier les carences en fer. Contrairement aux autres racines, celle de la patience ne doit jamais être bouillie. Mettre 1 c.à.c bombée de racine coupée dans 1/4 l d'eau frémissante. Couvrir et laisser reposer 20 min avant de passer.
Autres aliments riches en fer : abricots, amandes, choux de Bruxelles, dattes, farine de blé complète, haricots, lentilles, navets, persil, pissenlits (cuits), pruneaux, radis, épinards, raisins secs, soja, etc.
Manger des fruits frais et des légumes crus pour purifier le sang.

Prendre 4 gélules par jour de gelée royale faute de pouvoir la consommer fraîche.

Consommer 2 c.à.s de germes de blé par jour, en paillettes à saupoudrer sur l'alimentation, ou en comprimés.

Fausse couche

Dans le cas de fausses couches à répétition, consommer 3 tasses par jour d'infusion d'achillée millefeuille et d'alchémille à raison de 1 c.à.c pour 1/4 l d'eau.

Fibromyalgie

En présence de ce syndrome principalement caractérisé par des douleurs musculaires, de la fatigue et des troubles du sommeil, boire beaucoup d'infusions de feuilles d'olivier. Se reporter à la rubrique Cœur.

Fièvre

Ne surtout pas essayer d'arrêter la fièvre qui est une réaction naturelle de défense de l'organisme, mais aider le corps dans son effort de nettoyage. Boire beaucoup de tisanes et jus de fruits et légumes, et supprimer les aliments lourds et gras.

En cas de trop forte fièvre, prendre un bain tiède pour limiter la température du corps, sans bloquer ce processus de défense.

🕮 Chez un enfant, asperger le corps avec de l'eau tiède et le placer dans un courant d'air à l'aide d'un séchoir à cheveux ou un ventilateur. L'évaporation de l'eau fera baisser la température.

🕮 Faire bouillir 200 g d'eau et les verser sur 1 c.à.c de fleurs séchées de tilleul. Laisser infuser 10 min et boire plusieurs fois/jour.

🕮 Boire 3 à 4 tasses d'infusion de feuilles d'aulne (1 c.à.s/tasse d'eau) ou de sauge, dotées d'un fort pouvoir fébrifuge.

🕮 Consommer des comprimés de germe de blé et de levure de bière selon les quantités indiquées par le fabricant.

🕮 Consommer de la gelée royale ou de la propolis.

🕮 Consommer beaucoup d'ail et d'oignons.

Fissure anale

🕮 Cette affection douloureuse fait partie de celles dont on ne parle pas, mais qui est pourtant parmi les plus répandues. La douleur apparaît pendant les selles, avec des rappels ultérieurs. Veiller à une hygiène parfaite, appliquer localement du gel d'Aloé vera pour contribuer à cicatriser les plaies, et boire 1 verre à vin de jus d'Aloé vera (magasins diététiques) 3 fois/jour jusqu'à disparition. Efficace également contre les hémorroïdes. L'Aloé vera peut pousser en pot et servir de plante d'ornement. Pour un usage thérapeutique, acheter un sujet d'au moins 3 ans.

Flatulences/gaz

Voir Estomac.

Foins

Voir Rhume des foins.

Foulure

Voir Entorse.

Foie/cirrhose

🕮 Boire régulièrement de l'eau chaude assaisonnée de jus de citron. Éviter le jus de citron le soir en raison de sa teneur élevée en vitamine C pour éviter les problèmes d'endormissement. Remplacer l'eau froide des repas par de l'eau chaude ou tiède.

🕮 Appuyer sur le foie avec les doigts et relâcher après quelques secondes. Recommencer à plusieurs reprises et à différents moments de la journée en restant détendu malgré la douleur, jusqu'à ce que ce massage devienne indolore.

🕮 Prendre 3 fois/jour 1 à 2 gouttes d'huile essentielle de carvi (cumin des prés) dans un verre d'eau chaude.

🕮 Boire des infusions d'achillée millefeuille à raison de 1 c.à.c/l d'eau.

🕮 Dans les troubles graves comme la cirrhose, boire le matin à jeun et le soir avant le dîner, une infusion de lycopode à raison de 1 c.à.c dans 1/4 l d'eau. Dans la journée, boire 3 tasses d'infusion d'ortie piquante à préparer dans les mêmes proportions.

Fracture

Voir Os.

Frayeur

Voir Stress.

Frigidité

Voir Sexuelle (activité).

G

Gastrite

📖 Boire 1 à 2 gouttes d'huile essentielle d'angélique avant ou après le repas dans un peu d'eau.

📖 Prendre 3 à 5 comprimés de fenouil avant les repas.

📖 Faire cuire 10 g de feuilles de sauge sclarée, 1 g de menthe pouliot et 2 g de graines de fenouil dan 1 l de vin pendant 5 min. Ajouter 50 g de miel en fin de cuisson et filtrer. Prendre 1 à 2 verres à liqueur après les deux principaux repas. Préparation très efficace que les estomacs délicats devront consommer à la petite cuillère.

Gastro-entérite

📖 Boire 1 l par jour d'infusion de baies de myrtilles à raison de 2 c.à.s/l d'eau bouillante.

📖 Verser 1 c.à.c d'argile dans un verre d'eau et laisser reposer au moins 10 min. Remuer et boire avant que l'argile ne se redépose. Recommencer régulièrement puis espacer les prises en fonction de l'amélioration de l'état. Très efficace et peu coûteux.

Glande thyroïde

Voir Goitre/thyroïde.

Glaucome

🕮 Le problème est lié aux reins dont le dysfonctionnement peut être compensé par des bains de siège de prêle. Mettre 100 g de prêle séchée ou 1/2 seau d'herbes fraîches dans de l'eau froide qui doit recouvrir les herbes toute la nuit. Le lendemain, réchauffer jusqu'à ébullition et ajouter à l'eau tempérée du bain qui durera 20 min et devra couvrir les reins. Ajouter régulièrement de l'eau très chaude pour que l'eau du bain reste à température constante. Ne pas sécher en sortant du bain, mais passer un peignoir et transpirer 1 h au lit. Ce bain peut être réutilisé.

Goitre/thyroïde

🕮 Envelopper le cou avec des compresses d'eau froide salée (1 poignée de gros sel marin pour 1 bol d'eau) en alternance avec des cataplasmes d'argile verte produit des effets spectaculaires. Couvrir avec un linge sec et laisser poser 1 h. Recommencer 3 fois/jour.

🕮 En cas d'hyperthyroïdie, prendre de l'argile verte par voie interne pour modérer son activité.
Des plantes riches en iode comme le fucus sont indiquées en cas d'hypothyroïdie. Le fucus et l'argile sont aujourd'hui commercialisés sous forme de gélules.

🕮 Faire de nombreux gargarismes profonds avec des infusions de gaillet et de mauve en alternance. Ramasser des herbes fraîches, les laver, les broyer jusqu'à ce qu'elles forment une bouillie qui sera appliquée en compresses.
Boire 2 l/jour d'infusion mixte de souci, achillée millefeuille, et ortie piquante à parts égales (1 c.à.c bombée du mélange/tasse d'eau).

Gonflement prémenstruel

Diminuer la quantité de sel dans l'alimentation, éviter de rester longtemps au soleil et dans la même position assise ou debout. Boire 1 l par jour d'infusion de feuilles de pissenlit à raison de 1 poignée/l d'eau bouillante, pour ses effets drainants.

Prendre 500 mg de prêle le matin au réveil, sous forme de gélules, cachets ou poudre.

Prendre 80 gouttes de teinture mère de piloselle ou de prêle, diluées dans un peu d'eau.

Goutte

Faire chauffer à feu doux quelques feuilles de gui dans 1/4 l d'eau jusqu'à ce que l'eau s'évapore. Broyer les feuilles et les étaler sur une gaze qui sera appliquée sur l'articulation pendant 10 min 2 fois/jour.

Dans un pot de grès, faire macérer une poignée de racines sèches de gentiane dans de l'eau de vie. Le lendemain, ajouter 1 litre de vin blanc et laisser macérer 7 jours. Ce vin est très bénéfique contre la grippe, la goutte et les indispositions passagères.

De bons résultats sont obtenus avec des décoctions de grande consoude. Boire 1 verre 3 fois/jour de 1 l d'eau dans lequel auront bouilli 30 g de racine coupée pendant 1/2 h.

Écraser 3 gousses d'ail et les mélanger à de la purée de pomme de terre pour en faire un cataplasme avec un linge qui sera placé autour de la partie enflammée. Renouveler plusieurs jours.

Avaler 1 gousse d'ail à jeun chaque matin. Pour des questions d'ordre pratique, il est possible d'utiliser l'alcoolat préconisé dans la rubrique Anémie.

En cas de crise, bien mélanger et boire 1 fois/jour le mélange constitué par 100 g de fraises écrasées, un peu de sucre cristallisé et 100 ml d'eau chaude.

Grincements de dents nocturnes

🕮 Phénomène souvent lié à une tension émotionnelle qu'il convient de résoudre. Consommer du germe de blé, de la levure de bière, des légumes verts, des graines de tournesol et de sésame.

Grippe/état fébrile

🕮 Couper 1 citron non traité en petits cubes dans 1 casserole. Ajouter 2 becs d'ail et 2 verres d'eau. Laisser bouillir 5 minutes. Boire chaud.

🕮 Manger lentement une gousse d'ail avant le repas du soir.

🕮 Faire bouillir 1 fragment de cannelle et 1 clou de girofle dans un grand verre d'eau chaude. Laisser tiédir et ajouter 1/2 citron pressé et 1 c.à.s de miel. À boire au coucher.

🕮 Avant le coucher, entrer dans un bain à 37°C environ (température facilement supportable). Rajouter progressivement de l'eau chaude et arrêtez avant que la chaleur ne devienne trop forte. En cas de difficulté, s'aider à l'aide d'une lingette imbibée d'eau froide sur le front. Rester dans ce bain 20 min et sortir lentement avec précautions car il est possible de ressentir une impression d'épuisement. S'étendre 1/2 h emmailloté dans un linge éponge pour laisser l'organisme terminer sa sudation. Aller se coucher bien au chaud.

🕮 Boire 3 tasses par jour d'eau chaude avec une gousse d'ail et un morceau de gingembre râpés, un jus de citron et une c.à.c de miel.

🕮 Contre les douleurs, mélanger 2 volumes d'huile d'olive et 1 volume de jus d'absinthe, fraîchement pressé de préférence, et laisser le mélange à la lumière pendant 15 jours dans un flacon. Frictionner plusieurs fois/jour et au coucher avec quelques gouttes de ce mélange. Le jus d'absinthe pouvant être allergisant, commencer par frotter une goutte et observer pendant 5 min si une rougeur apparaît. *Auquel cas, ne pas utiliser ce traitement.*

🕮 Prendre avant les 3 repas, 5 à 10 gouttes (3 pour les enfants) de teinture mère d'ancolie (en pharmacie).

Grossesse

🕮 Durant les 3 derniers mois, boire tous les jours une infusion d'un mélange en quantités égales de feuilles de framboisier, alchémille, feuilles d'ortie, millepertuis, mélisse, millefeuille, et prêle. Verser de l'eau bouillante sur 1 c.à.c de ce mélange et laisser infuser 10 min. Effet tonifiant sur l'utérus.

🕮 Afin de prévenir les vergetures, masser abondamment avec de l'huile d'amande douce durant toute la grossesse.

Guêpes

Voir Piqûres d'insectes.

H

Haleine

Rechercher au préalable les raisons de cette mauvaise haleine et résoudre le problème qui se situe souvent au niveau des dents.

🕮 Boire 1 c.à.c de bicarbonate de soude dissout dans un verre d'eau.
Sucer une étoile d'anis étoilée ou badiane.

🕮 Croquer un grain de café.

🕮 Mâcher 1 clou de girofle.

🕮 Mâcher quelques feuilles de persil, de menthe, de coriandre et/ou d'estragon fraîches.

🕮 Mâcher quelques graines d'aneth.

🕮 Faire des gargarismes avec 40 gouttes de teinture mère de myrrhe diluées dans de l'eau tiède.

🕮 Contre les langues chargées et la mauvaise haleine, boire de la tisane d'absinthe à raison de 1/2 c.à.c/tasse d'eau.

🕮 Boire quelques gouttes d'huile essentielle de genièvre dans un peu d'eau tiède.

🕮 Boire une infusion de sauge (1 c.à.c pour 1/4 l d'eau). En cas de suppuration des muqueuses du nez, mettre quelques gouttes de cette tisane de sauge dans le creux de la main et inspirer profondément avant de rejeter le liquide. Recommencer à plusieurs reprises dans les 2 narines.

Hématome

🕮 Faire des compresses d'infusion de fleurs de sureau ou de teinture d'arnica, et masser délicatement les zones douloureuses et leur périphérie.

🕮 Mélanger au bain-marie 30 ml de jus fraîchement pressé de feuilles et fleurs de violette, 10 ml d'huile d'olive, 30 g de base neutre. Amener lentement à ébullition, filtrer, laisser refroidir et mettre au frais. Masser les parties concernées.

Hémophilie

🕮 Les herbes d'achillée millefeuille, d'alchémille, de bourse à pasteur, de prêle des champs, et de véronique, sont connues pour leur efficacité dans ce type de problème. Boire au moins 4 tasses par jour d'infusion, idéalement du mélange de toutes ces plantes en quantités égales, à raison de 1 c.à.c pour 1/4 l d'eau.

Hémorroïdes

Voir également Fissure anale.

🕮 Manger des légumes verts, fruits et céréales, éviter les épices, et respecter une hygiène stricte après les selles.

🕮 Laisser tiédir une infusion de fleurs de camomille et faire des bains de siège 10 min, 2 fois/jour.

🕮 Hacher un oignon frais et mélanger avec une grosse noix de beurre. Appliquer sur la partie concernée 1/2 h. Sécher avec du coton hydrophile et renouveler 2 fois/jour.

🕮 Prendre entre 2 et 4 gouttes d'huile essentielle de cyprès sur un sucre, 3 fois/jour.

🕮 Faire bouillir des feuilles fraîches de bouillon blanc au moins 5 min dans du lait de vache et appliquer le tout en cataplasme.

🕮 Faire macérer 125 g de racines coupées de bistorte dans 1/4 l d'alcool à 45°. Ajouter au bout de 24 h, 1 l de vin rouge et remuer. Laisser macérer 1 semaine et filtrer. Boire 1 petit verre avant les repas.

🕮 Boire le plus possible d'infusions d'achillée millefeuille à raison de 1 c.à.s bombée/l d'eau. Action rapide.

🕮 Après chaque selle, faire des bains de siège à base de décoction d'écorce de chêne à raison de 100 g/l d'eau à rajouter à l'eau tiède du bain.

Herpès

Virus contagieux. Ne pas toucher sous peine de propager l'infection.

🕮 Dès les premiers signes, placer un glaçon sur la partie concernée. Très efficace et sans danger.

🕮 Approcher la zone le plus près possible d'une source de chaleur localisée comme le bout d'une cigarette ou une ampoule électrique, afin de ressentir une forte chaleur au niveau de la lésion sans vous brûler. Recommencer 3 fois 30 s.

🕮 Prendre avant les 3 repas, 5 à 10 gouttes (3 pour les enfants) de teinture mère d'ancolie.

🕮 Appliquer 1 goutte d'huile essentielle de mélisse pure sur la lésion le plus souvent possible.

🕮 Appliquer aussi souvent que possible 1 goutte du mélange à parts égales des huiles essentielles suivantes : lemongrass, niaouli et ravintsara.

🕮 Boire 1 l d'infusion d'ortie piquante réparti sur toute la journée (200 ml d'eau bouillante sur 2 c.à.c de poudre d'ortie. Laisser infuser 10 min). Appliquer également sur la peau un linge imbibé.

Hoquet

🕮 Bloquer la respiration quelques secondes.

🕮 Boire une grande gorgée d'eau à la bouteille sans respirer.

🕮 Prendre 1 goutte d'huile essentielle d'estragon sur 1 sucre ou mâcher un peu d'estragon.

🕮 Manger un sucre trempé dans du vinaigre de vin.

🕮 Boire une infusion de graines d'aneth à raison de 1 c.à.c pour 1/4 l d'eau.

Hypertension artérielle

🕮 Supprimer absolument les graisses et les excitants. L'hypertension est souvent une réaction à ce qui est perçu comme une agression extérieure, qu'il faudra résoudre.

🕮 En cas de poussée d'hypertension, ne pas s'abandonner à l'angoisse qui accompagne le phénomène. Tremper les pieds dans une bassine d'eau la plus chaude possible avec 1 poignée de gros sel de préférence, et appliquer des glaçons sur la partie du crâne située au-dessus de l'oreille droite, qui correspond à une zone de commande réflexe de régulation de la pression sanguine et du rythme cardiaque. La baisse de la tension se manifeste souvent par des bâillements. Facile et très efficace.

🕮 Prendre dans un peu d'eau chaude le matin à jeun, 30 gouttes de liquide obtenu en laissant macérer 3 semaines des gousses d'ail hachées dans 4 fois leur poids en alcool à 90°. La tension artérielle diminue après quelques jours de ce traitement. Il est possible de mélanger avec de l'oignon qui possède les mêmes effets au niveau de la tension.

Boire de la tisane d'hibiscus sans modération, à raison d'au moins 3 tasses par jour pendant 2 mois.

Prendre 40 gouttes par jour de teinture mère d'olivier dans un peu d'eau.

Remplacer le sucre par le miel, et consommer de la confiture de baie d'églantine.

Éviter le germe de blé qui est hypertenseur.

Boire beaucoup d'infusions de feuilles d'olivier qui est un remarquable régulateur de la tension artérielle. Les résultats sont manifestes en général au bout de quelques mois. Se reporter à la rubrique Cœur.

I

Impuissance

Voir Sexuelle (activité).

Inappétence

Voir Appétit.

Incontinence (d'urine)

Donner à l'enfant 1 c.à.c de miel au coucher.

Boire tous les jours une infusion à base de barbe de maïs pour faciliter la reprise de contrôle des fonctions urinaires.

Pour les problèmes d'énurésie des enfants et personnes âgées, faire des bains de siège à l'achillée millefeuille, et boire 2 tasses par jour d'infusion d'achillée millefeuille.

Indigestion

Voir Estomac.

Insectes

Voir Piqûres.

Insolation

Voir Coup de chaleur.

Intestins

Voir également Estomac.

🕮 Boire 1 à 2 gouttes d'huile essentielle d'angélique avant ou après le repas dans un peu d'eau.

🕮 Boire 1 goutte d'huile essentielle de bergamote associée à une goutte d'huile essentielle d'ail dans un peu d'eau.

🕮 Poser des feuilles de chou écrasées sur l'abdomen et placer une bouillotte chaude au-dessus.

🕮 Poser un cataplasme d'argile chaude sur l'abdomen.

🕮 Contre les infections intestinales, manger de l'ail longuement bouilli et réduit en pâte.

🕮 Pour les troubles graves, faire macérer 1 c.à.c rase de racines de roseaux odorants (acore odorant) dans 1/4 l d'eau froide toute la nuit. Réchauffer au matin et passer avant de boire 1 gorgée (pas davantage) avant et après les repas.
Boire 2 litres par jour d'infusion du mélange souci/achillée millefeuille/ortie, à raison de 1 c.à.c bombée du mélange pour 1/4 l d'eau. Boire 1 gorgée toutes les 20 min pour que l'estomac supporte bien la tisane. Boire 1 tasse de cette tisane avant chaque repas.

Ivresse

🕮 Pour limiter de manière significative les effets indésirables de l'alcool, boire avant le repas une bonne c.à.s d'huile de paraffine, ou d'huile alimentaire faute de mieux.

🕮 Pour retrouver sa tête après certains dérapages, boire 2 c.à.s d'Élixir du Suédois diluées dans un peu d'eau.

📖 Contre la gueule de bois, boire une infusion de clous de girofle.

J

Jambes lourdes

📖 Éviter les stations prolongées. Marcher le plus possible. En position assise, utiliser un support pour rehausser les jambes. Attention aux vêtements trop serrés, aux piments, à l'alcool, au tabac et au café.

📖 Boire 1 l par jour d'infusion de feuilles de vigne rouge et d'olivier, à raison de 1 c.à.s de chaque pour 1 l d'eau bouillante. Si ces symptômes sont en relation avec les règles, prendre cette tisane en commençant 10 jours avant la date présumée.
En cas d'aggravation due à la chaleur, prendre 1 gélule de fragon.

📖 Prendre régulièrement des douches alternées chaudes/froides en terminant par l'eau chaude.

📖 Boire des infusions de sauge à raison de 3 feuilles/bol d'eau bouillante. Ne pas prolonger au-delà de 2 semaines.

🕮 Laisser macérer 2 semaines 30 g de feuilles de menthe dans 1/4 l d'alcool à 60° en remuant tous les jours. Filtrer et utiliser le liquide pour masser les jambes pendant quelques minutes.

🕮 Appuyer les pieds contre le mur dans une position confortable afin d'avoir les jambes surélevées par rapport au corps. Rester 15 min et recommencer aussi souvent que nécessaire.

L

Lait

Voir Allaitement.

Langue

🕮 Une langue enflée a de fortes chances d'avoir déjà reçu la visite d'un médecin. Il existe pourtant une méthode simple et efficace pour se débarrasser de ce problème souvent grave. Couper du gaillet frais en petits morceaux et le faire infuser à raison d'une bonne c.à.c par tasse d'eau. Faire des gargarismes et rinçages le plus souvent possible en recrachant l'infusion, sauf une gorgée à avaler à la fin de chaque séance. Les effets se feront sentir dans la semaine.

Larynx

🕮 En cas de laryngite, mélanger 50 g de fleurs de bouillon blanc, 50 g de graines de fenouil, et 1/4 l de vin. Faire bouillir pendant 2 min, puis tamiser. Boire chaud et lentement plusieurs fois/jour jusqu'à disparition des troubles.

🕮 Pour les problèmes plus graves, utiliser la mauve fraîche dont les effets thérapeutiques sont sans commune mesure avec la plante séchée. Compter approximativement 1 c.à.c d'herbes par tasse d'eau. Mettre le soir les plantes à macérer dans l'eau froide. Réchauffer légèrement le matin et filtrer. Boire lentement 4 tasses par jour de tisane réchauffée, et faire des gargarismes/rinçages autant que possible.

Leucorrhée

🕮 Écoulement non sanglant de l'appareil génital féminin.

🕮 Passer au hachoir une plante d'absinthe pour en exprimer le jus. Porter à ébullition le mélange de 1 l de vin et 150 g de miel, et ajouter 40 ml de jus d'absinthe pendant l'ébullition.

🕮 Faire des bains de siège d'achillée millefeuille ou de prêle, et boire 2 tasses par jour d'infusion d'achillée millefeuille ou de prêle.
Pour la prêle, voir la rubrique Règles douloureuses.
Pour l'achillée, 1 c.à.c/tasse d'eau bouillante, et 100 g de plantes séchées à laisser infuser dans 1 l d'eau avant de diluer dans 20 l d'eau chaude à tiède du bain de siège qui devra durer 20 min et recouvrir les hanches.

Lumbago

🕮 Mélanger 4 c.à.s de farine d'avoine dans 1/2 l d'eau. Faire cuire à feu doux jusqu'à obtenir une bouillie fluide. Laisser tiédir et appliquer en cataplasmes sur les zones douloureuses 15 min, 2 fois/jour.

🕮 Faire cuire quelques poireaux dans de l'eau pendant 20 min. Laisser tiédir et appliquer en cataplasmes sur les zones douloureuses jusqu'à refroidissement 3 fois/jour.

🕮 Faire bouillir pendant 1/2 h, 1 kg de grains de blé dans 3 l d'eau et tamiser. Envelopper les graines chaudes dans une double épaisseur de serviette éponge et appliquer sur la peau nue en prenant garde de ne pas la brûler.

📖 Placer des feuilles de bouleau fraîches ou séchées et légèrement humidifiées dans un linge, et se coucher dessus au niveau des reins.

Luxation

Voir Entorses.

Lyme (maladie de)

📖 Infection ayant pour origine une piqûre de tique, entraînant des troubles divers apparaissant parfois des mois après la piqûre avec laquelle la relation est rarement faite. Ces troubles peuvent être cardiaques, dermatologiques, neurologiques, oculaires, etc.
Consommer de la propolis, et boire des infusions de camomille vraie et de sarriette. Insister pendant 2 mois.

M

Malaise vagal

Masser les tempes d'une personne qui a perdu connaissance avec de l'huile essentielle de menthe.

Masque de beauté

Mélanger 1 blanc d'œuf battu en neige, 1 c.à.s de miel de bonne qualité aussi pur que possible, 1 c.à.s d'huile de pépins de raisin ou d'olive, et 1 c.à.c de jus de citron. Mettre au réfrigérateur 1/2 h avant d'appliquer sur le visage et laisser reposer 20 min. Enlever à l'eau tiède en frottant très délicatement, puis vaporiser de l'eau de rose.

Mastite

Inflammation du sein accompagnée ou non d'une infection, et d'abcès en cas de complications.

Faire bouillir 1 c.à.s de verveine pour 250 ml d'eau pendant 3 min, et tamiser. Faire des compresses avec les herbes chaudes au moins 1 h, en remplaçant régulièrement la compresse dès qu'elle est sèche.

🕮 Remuer au bain-marie 30 ml de jus fraîchement pressé de feuilles et fleurs de violette, 10 ml d'huile d'olive, 30 g de base neutre. Amener lentement à ébullition, filtrer, laisser refroidir et mettre au frais avant de masser.

Mémoire

Voir Tête.

🕮 La mémoire fond comme un muscle que l'on n'utilise pas. Pour avoir de la mémoire, il faut la faire travailler : mots croisés, jeux cérébraux, etc.
Mais il existe des plantes connues pour aider son fonctionnement : la sauge, l'armoise, le romarin, l'euphraise, l'ail. Les consommer en infusion.

🕮 Le piment de Cayenne possède la réputation de repousser la sénilité.

🕮 Consommer 3 c.à.c de pollen par jour.

Ménopause (troubles de la)

🕮 En cas de transpiration excessive, boire 1 tasse 3 fois/jour d'infusion de sauge (20 g de fleurs et feuilles/l d'eau bouillante). Ne pas prolonger plus de 2 semaines au-delà desquelles la sauge devient toxique.

🕮 L'achillée millefeuille est une très bonne amie de la femme, en particulier au cours de cette période qui peut être difficile. À prendre sous forme d'infusions et de bains de siège.

🕮 Utiliser l'huile de bourrache en usage interne pour soulager les troubles de la ménopause ainsi que le syndrome prémenstruel.

Migraines/maux de tête

🕮 Placer de la glace sur la tête en interposant un linge plus ou moins plié pour que la température ne soit pas trop basse, et une bouillotte sur l'estomac. Laisser entre 1/2 h et 1 h pour voir en général le trouble disparaître. Recommencer plus tard en cas de besoin. La glace sur la tête peut induire un état de somnolence.

🕮 Frictionner les tempes et la base du front avec de l'huile essentielle de lavande vraie, du camphre, ou de l'huile essentielle de menthe poivrée.

🕮 Appliquer sur la nuque ou le front un cataplasme d'argile.

🕮 Boire 2 à 3 tasses par jour d'infusion de camomille romaine (2 c.à.c pour 1/4 l d'eau) additionnée de quelques gouttes de citron.

🕮 Masser les tempes avec un mélange d'huiles essentielles de camomille romaine, de menthe, et de marjolaine (3 x 5 gouttes).

🕮 Masser légèrement les tempes avec de l'huile essentielle de citronnelle.

🕮 Boire 3 tasses/jour d'une infusion de 1 c.à.c de menthe poivrée/tasse d'eau.

🕮 Faire des bains de pieds jusqu'aux chevilles, chauds et froids en alternance, pour décongestionner la tête et faciliter la circulation du sang. Attention toutefois aux personnes sensibles.

🕮 Boire des infusions d'achillée millefeuille. Une consommation régulière peut même faire disparaître des migraines récurrentes.

Minceur

🕮 Laisser infuser 2 c.à.s de fleurs et feuilles de reine-des-prés dans 1/4 l d'eau pendant 10 min. Boire 1/2 l/jour.

🕮 Pour ne pas se laisser emporter par un appétit trop féroce, boire 2 grands verres d'eau avant chaque repas qui agiront comme des coupe-faim.

🕮 En dehors des repas, manger une pomme pour calmer la sensation de faim.

🕮 Prendre un jus de citron frais dans de l'eau tiède tous les matins. Nettoyage du foie garanti avec effets visibles au bout de quelques jours.

🕮 Boire 3 tasses par jour entre les repas d'infusion froide ou chaude de grateron à raison de 1 c.à.c/tasse à thé d'eau bouillante. Laisser infuser 15 min.

🕮 Mettre 30 g de chatons de noisetier dans 1 l d'eau froide. Chauffer, laisser bouillir 10 min, et infuser 5 min. Filtrer et boire 1 tasse chaude après les repas.

🕮 Ajouter 4 c.à.c de graines de fenouil à 1 l d'eau bouillante, et laisser frémir 5 min. Retirer du feu, couvrir et laisser infuser 15 min avant de filtrer. Boire 1 tasse chaude ou froide 4 fois/jour. Le fenouil est également bon pour les yeux.

🕮 Les algues ont une très bonne réputation contre l'obésité, parmi lesquelles le fucus est sûrement la plus connue. Les infusions de fucus ayant un goût particulièrement repoussant, le consommer sous forme de gélules. En parallèle, prendre 1 tasse 3 fois/jour de tisane de feuilles de framboisier à raison de 3 c.à.s pour 1/2 l d'eau bouillante.

🕮 Le jus de raisin est un moyen bien connu de perdre du poids, et un très bon dépuratif. Boire 1 verre très lentement, 1/2 h avant chaque repas et le coucher.

🕮 Consommer beaucoup de graines de soja pour brûler les graisses accumulées dans les bourrelets.

🕮 Éviter le sel sous toutes ses formes que l'on consomme toujours en trop grande quantité dans l'alimentation moderne. Remplacer éventuellement par des aromates naturels.

🕮 Consommer 2 gélules par jour d'ispaghul ou de la gomme de caroube qui gonflent avec l'eau dans l'estomac et provoquent une impression de satiété.

Morsure

🕮 Nettoyer la plaie à l'eau et savon de Marseille. Laisser sécher à l'air. Consulter en cas de doute sur les vaccinations de l'animal. Appliquer régulièrement des compresses d'Élixir du Suédois pur sur les plaies même ouvertes en recouvrant d'une feuille plastique pour ne pas tâcher les vêtements et bander le tout. Laisser agir 2 à 4 h, et éventuellement toute la nuit si le patient le supporte. Poudrer la peau après retrait de la compresse car l'élixir peut être irritant. Boire avant les 3 repas 1 c.à.c d'Élixir du Suédois diluée dans de l'eau.

Morsure de vipère

🕮 Cette morsure n'est qu'exceptionnellement mortelle. Mais l'efficacité des genêts a été vérifiée par les bergers sur leurs troupeaux. Écraser des feuilles de genêts entre deux pierres et mettre un emplâtre sur la morsure incisée est très efficace. Rester le plus possible immobile.
Pour éviter les morsures dans les endroits à risques, se frotter les parties exposées du corps avec de l'ail qui tiendra éloignées les petites bêtes indésirables.

🕮 Pour neutraliser le venin, froisser de la lavande entre les mains et l'appliquer sur la morsure.

Muscles

Voir Contusions.

Mycose

Voir Ongles.

🕮 Affection provoquée par des champignons ou des levures. Consommer beaucoup d'ail qui est l'un de leurs pires ennemis.

N

Nausées

🕮 Boire des infusions d'achillée millefeuille.

🕮 Pour lutter contre la nausée et le mal des transports, mettre 1 goutte d'huile essentielle de menthe poivrée sur le bout de la langue.

🕮 Pour les nausées des femmes enceintes, boire des infusions de mélisse et de menthe.

🕮 Le gingembre réduit considérablement les nausées et les vomissements des femmes enceintes. L'amélioration se manifeste après 2 ou 3 jours. Consommer 1 g par jour de gingembre en poudre, sucer une tranche de gingembre frais de 5 mm d'épaisseur, manger un morceau de gingembre confit, ou préparer une infusion de gingembre fraîchement râpé.

🕮 Le massage du point d'acupuncture Neiguan a un effet efficace sur les nausées et vomissements de la grossesse, ainsi que le mal des transports. Ce point est situé au milieu de la face antérieure de l'avant-bras à 2 pouces au-dessus de la ligne du poignet. Masser cette zone à l'aide du bout du pouce sur les 2 avant-bras.

🕮 Pour les vomissements, verser 1 l d'eau bouillante sur 1 à 2 cuillères d'aneth. Laisser tiédir et boire 1 à 2 tasses.

Nervosité

Voir Stress.

Névralgies

🕮 Broyer une poignée de persil frais afin d'en extraire le suc. Ajouter 5 cl d'alcool à 90°. Masser la zone douloureuse 2 fois/jour.

🕮 Boire 2 à 3 tasses par jour d'infusion de camomille romaine (2 c.à.c pour 1/4 l d'eau) additionnée de quelques gouttes de citron.

🕮 Faire bouillir pendant 1/2 h, 1 kg de grains de blé dans 3 l d'eau et filtrer. Envelopper les graines chaudes dans une double épaisseur de serviette éponge et appliquer sur la peau nue en prenant garde de ne pas la brûler.

🕮 Mélanger 20 ml d'huile d'olive et 10 ml de jus d'absinthe, fraîchement pressé de préférence, et laisser le mélange à la lumière pendant 10 jours dans un flacon fermé. Frictionner plusieurs fois/jour et au coucher avec quelques gouttes de ce mélange. Le jus d'absinthe pouvant être allergisant, commencer par frotter une goutte et observer pendant 5 min si une rougeur apparaît. Auquel cas, ne pas utiliser ce traitement.

🕮 Mélanger 1 ml d'huile essentielle de rose véritable et 100 ml d'huile d'olive. Faire pénétrer l'huile en massant les endroits douloureux toutes les 3 h jusqu'à amélioration.

🕮 Mélanger au bain-marie 30 ml de jus fraîchement pressé de feuilles et fleurs de violette, 10 ml d'huile d'olive, 30 g de base neutre. Amener lentement à ébullition, filtrer, laisser refroidir et mettre au frais. Masser régulièrement pour faire pénétrer la crème.

Nez

Voir également Rhume des foins.

🕮 Pour les saignements, s'allonger sur le dos, la tête légèrement rehaussée par un oreiller. Mettre du coton imbibé de citron dans les narines, et appliquer de la glace sur le nez.

🕮 Pour les saignements de nez fréquents, boire des infusions d'achillée millefeuille. Pour arrêter les saignements, se procurer à l'avance des feuilles de thym ou de bistorte qui seront réduites en poudre fine, et priser un peu de cette poudre comme s'il s'agissait de tabac.

🕮 Pour les saignements, faire macérer 60 g de racines de bistorte dans 1 l d'eau froide pendant 12 h, et boire 5 tasses par jour entre les repas pour les effets hémostatiques de cette plante. Ne pas utiliser plus de 2 semaines.

🕮 Plutôt que d'essayer de retirer un corps étranger du nez d'un enfant en passant par la narine obstruée, ce qui le fait remonter plus profondément, saupoudrer un peu de poivre dans son voisinage pour provoquer un éternuement qui conduit souvent à l'expulsion sans douleur.
Sinon, l'allonger calmement sur le dos, obturer sa narine libre, et souffler avec insistance assez fort dans sa bouche. *Attention, une trop forte pression pourrait provoquer une rupture des tympans.*

O

Obésité

Voir Minceur.

Œdème/foulure/enflure

🕮 Broyer 3 poignées de feuilles de sureau et faire cuire 5 min dans 20 cl d'eau. Écraser pour obtenir une bouillie assez dense et appliquer directement pendant 10 min, 2 fois/jour. En usage interne, prendre de l'écorce de sureau à raison de 1 c.à.c rase par tasse d'eau, et laisser macérer toute la nuit dans l'eau froide. Boire cette tasse légèrement réchauffée répartie après les 3 repas. Attention, des quantités plus importantes de sureau risquent de provoquer diarrhées et/ou vomissements.

Œil

Voir Yeux.

Ongles

🕮 En cas de mycose (champignons), utiliser de l'huile essentielle de melaleuca après avoir vérifié pendant 5 min sur le dos de la main qu'une goutte ne provoquait pas de rougeurs. Sinon, s'abstenir.

🕮 Pour les ongles cassants et abîmés, la solution la plus simple consiste à les frotter fréquemment avec la partie coupée d'un oignon. Persévérer suffisamment longtemps pour obtenir des résultats.

🕮 Pour fortifier les ongles, les tremper 20 min par jour après les avoir débarrassés de tout vernis, dans de l'huile d'olive tiède avec quelques gouttes d'huile essentielle de lavande, ou un mélange huile d'olive/jus de citron.

Oreilles

🕮 Pour les douleurs et bourdonnements, humecter un peu de coton avec de la liqueur l'Élixir du Suédois et le placer dans l'oreille après y avoir appliqué un corps gras neutre comme le beurre de karité ou, idéalement, de l'huile de thym serpolet réchauffée en versant 1 à 2 gouttes sur 1 c.à.c au préalable plongée dans de l'eau chaude. Renouveler si nécessaire. Permet même parfois de recouvrer l'audition.

🕮 Pour les douleurs de l'oreille, frotter le pourtour avec de l'ail, et exprimer son jus pour en imprégner l'intérieur de l'oreille à l'aide d'un coton-tige. *Attention de ne pas toucher le tympan.*

Oreillons

🕮 Prendre avant les 3 repas, 5 à 10 gouttes (3 pour les enfants) de teinture mère d'ancolie (en pharmacie).

Orgelet

🕮 Appliquer deux cotons imprégnés d'infusion tiède de fleurs de sureau sur les deux paupières.

🕮 Chauffer un anneau d'or par frottement sur un vêtement et le passer sur la paupière plusieurs fois/jour.

Ortie (brûlures d')

🕮 Ne surtout pas frotter et la douleur disparaîtra en quelques minutes. Sinon, frotter directement avec des feuilles de sureau, de ronces, ou cueillir des feuilles de plantain qui poussent à côté des orties, et les presser pour faire couler le jus sur la brûlure (ne pas frotter avec la plante).

🕮 Un peu de salive diminue la sensation de brûlure.

Os

Voir également Tumeur.

🕮 Pour les douleurs osseuses, boire 2 l par jour d'infusion d'un mélange d'achillée millefeuille, de souci, et d'ortie, à raison de 1 c.à.c bombée pour 1/4 l d'eau. Boire 1 tasse de cette tisane avant chaque repas additionnée de 1 c.à.s d'Élixir du Suédois. Faire également des frictions localisées à la Liqueur l'Élixir du Suédois après avoir appliqué un corps gras neutre comme le beurre de karité.

🕮 Pour aider grandement à la solidification d'une fracture, consommer 2 c.à.c de poudre ou 6 gélules de prêle par jour. La prêle est également très efficace en cas de déminéralisation. Il est possible de consommer la prêle sous forme de décoction en laissant tremper 3 c.à.s/l d'eau toute la nuit. Laisser ensuite bouillir 20 min et infuser 20 min. Boire 3 tasses par jour pendant 1 mois.

🕮 Dans le cas de fêlures ou petites fractures, utiliser le breuvage suivant tous les jours pendant 2 mois. Le soir, placer un œuf frais dans un verre et le recouvrir de jus de citron. Boire le matin pour reminéraliser l'organisme.

🕮 Sur l'emplacement d'une fracture non ouverte et en place, appliquer du blanc d'œuf pour contribuer à accélérer la soudure. Utile dans le cas de fractures qui ne peuvent être plâtrées comme les pieds.

🕮 Appliquer de la racine broyée, fraîche ou séchée, de consoude (plante qui soude) tout autour de la partie concernée en cataplasmes de plusieurs heures pendant plusieurs semaines.

🕮 Boire beaucoup d'infusions d'ortie piquante.

🕮 Faire bouillir une pincée de sauge dans une tasse d'eau 3 min exactement pour faire évaporer certaines essences indésirables, filtrer et boire 2 tasses/jour.

Otite

🕮 Mélanger à part égales de l'eau et du vinaigre de pomme et déposer 3 gouttes le soir dans le conduit auditif de chaque oreille. Pour les personnes sensibles aux otites, commencer ce traitement de manière préventive une semaine avant de vous baigner.

🕮 Envelopper le cou d'une grande serviette trempée dans de l'eau très froide. Simultanément, placer un mouchoir trempé dans de l'eau chaude sur l'oreille concernée. Changer le tout chaque 3 min et recommencer une dizaine de fois. L'otite se calme au bout de quelques minutes, mais continuer 30 min. Pour finir, verser 2 gouttes de jus de citron dans l'oreille douloureuse. Même si tout va bien, il est conseillé de recommencer le lendemain par précaution, et de mettre 2 gouttes de jus de citron 3 fois/jour pendant 3 jours dans chaque oreille.

🕮 Faire de la purée d'oignons crus et l'appliquer en cataplasmes autour de l'oreille en renouvelant toutes les 3 h pour obtenir un effet décongestionnant.

Ovaires/utérus

🕮 Appliquer 2 ou 3 gouttes d'huile essentielle de cyprès sur la région des ovaires.

🕮 En cas d'ovarite, prendre des bains de siège à l'achillée millefeuille. Mettre 100 g d'herbes séchées ou 1/2 seau d'herbes fraîches à macérer dans de l'eau froide. Ajouter le liquide à l'eau du bain le lendemain matin et rester 20 min dans l'eau jusqu'au niveau des reins. Souvent, le premier bain soulage déjà l'inflammation.

🕮 Boire tous les jours 2 l d'infusion d'un mélange de souci (calendula) et d'achillée millefeuille, à raison de 8 c.à.c bombées de chaque plante pour ce volume d'eau.

P

Palpitations

🕮 Consommer beaucoup d'ail.

🕮 Boire 3 tasses par jour d'infusion d'aubépine (30 g de fleurs pour 1 l d'eau).

🕮 Boire 2 c.à.c par jour du mélange en quantités égales de jus extrait de l'ail et d'eau de vie.

🕮 Hacher menu une gousse d'ail après l'avoir pelée. La placer dans un flacon en verre et la recouvrir du double de son volume d'alcool blanc. Bien fermer le flacon et le placer au soleil au moins 15 jours. Le premier jour, prendre 1 goutte dans un peu d'eau à jeun. Le lendemain, prendre 2 gouttes et ainsi de suite jusqu'à 25 gouttes, puis diminuer de 1 goutte par jour les 25 jours qui suivent.

Pancréas

🕮 Faire macérer 1 c.à.c rase de racines d'acore odorant dans 1/4 l d'eau froide toute la nuit. Réchauffer au matin et passer avant de boire 1 gorgée (pas davantage) avant et après les repas.

🕮 Boire 2 l par jour d'infusion d'un mélange souci/achillée millefeuille/ortie, à raison de 1 c.à.c bombée du mélange pour 1/4 l d'eau bouillante. Boire 1 gorgée toutes les 20 min afin que l'estomac supporte bien la tisane.

Parasitose

🕮 Faire bouillir 2 gousses d'ail râpées dans une casserole. Laisser macérer toute la nuit dans une tasse de lait. Boire le matin à jeun.

Peau

🕮 Passer sur le visage un coton imprégné d'huile d'olive vierge, et rincer à l'eau tiède pour les peaux dévitalisées. Recommencer 1 fois/semaine.

🕮 L'huile d'amande douce pénètre rapidement dans la peau et nourrit les peaux sèches ou irritées.

🕮 Passer à la centrifugeuse 2 à 3 carottes pour obtenir 2 c.à.s de jus. Ajouter lentement en remuant de l'argile blanche en poudre jusqu'à ce que le mélange soit consistant sans être trop épais. Appliquer sur le visage ce masque revitalisant 15 min, et rincer.

🕮 Pour les teints tristes, mélanger 1 carotte mixée, 1 jaune d'œuf, un peu de yaourt ou de crème fraîche, et de l'huile d'olive jusqu'à obtenir une texture adéquate. Poser sur le visage 1/2 h et rincer.

🕮 Pour une belle peau, dénoyauter et presser des cerises pour boire leur jus autant que désiré.

🕮 Pour assouplir la peau, presser du raisin noir et appliquer le jus avant le coucher sur le visage pendant 1/2 h avant de rincer à l'eau tiède.

🕮 Mélanger 1 c.à.s de yaourt nature et 1 carotte finement râpée. Mettre au frais 2 h et appliquer sur le visage et le cou 10 min avant de rincer pour calmer les irritations et redonner de l'éclat.

🕮 Extraire 1/2 verre de jus de fraise et mélanger avec 1/4 l de lait. Badigeonner le visage et le cou après la toilette et laisser agir 1 h avant de rincer. Agit comme un démaquillant, repose la peau et éclaircit le teint.

🕮 Jeter 1 poignée de laurier-rose dans 1 l d'eau frémissante, laisser refroidir et filtrer. Ajouter 12 c.à.s de lait, et utiliser le mélange pour nettoyer la peau démaquillée à l'aide d'un coton imprégné.

🕮 Appliquer pour un joli teint un mélange jus de carotte/jus d'orange avec un coton sur le visage et le cou.

🕮 Pour donner un teint éclatant aux peaux sèches, battre 1 jaune d'œuf et 1 c.à.s d'huile d'olive. Appliquer sur le cou et le visage 20 min, puis rincer.

🕮 Pour les peaux grasses, appliquer une lotion composée de 20 gouttes d'huile essentielle de géranium dans 30 ml d'huile de macadamia.

🕮 Laisser infuser 5 branches de lavande coupées en morceau dans 1 grand bol d'eau bouillante. Utiliser en lotion pour les peaux grasses en fonction des résultats.

🕮 Le jus d'orange frais appliqué sur les peaux grasses après la toilette du soir possède un effet tonique.

🕮 Piler 100 g d'amandes douces et ajouter à 50 g de sucre préalablement dissout dans 1 l d'eau. Filtrer après 24 h pour obtenir un démaquillant naturel.

🕮 Faire bouillir une poignée de fleurs épanouies de pissenlit dans 1 l d'eau pendant 1/2 h. puis filtrer. Se laver avec cette eau contre les taches de rousseur et de la peau.

🕮 Pour l'équilibre des peaux sèches et déshydratées, et lutter contre le vieillissement naturel, appliquer de l'huile d'argan.

🕮 Dans le cas d'affections cutanées, masser avec de l'huile essentielle de melaleuca après avoir vérifié pendant 5 min sur le dos de la main qu'une goutte ne provoquait pas de rougeurs. Sinon, s'abstenir.

Pour les taches du visage, mélanger au bain-marie 30 ml de jus fraîchement pressé de feuilles et fleurs de violette, 10 ml d'huile d'olive, 30 g de base neutre. Amener lentement à ébullition, filtrer, laisser refroidir et mettre au frais. Masser régulièrement pour faire pénétrer la crème.

Gommage pour peaux sensibles : mélanger à parts égales 1 tasse de son de blé et 1 tasse de grains de lin broyés. Ajouter un peu d'eau chaude au mélange et appliquer sur le visage en mouvements circulaires. Rincer à l'eau claire.

Pour nettoyer la peau et déboucher les pores, passer sur la peau du visage un peu de pulpe de mangue. Attendre 10 min avant de rincer à l'eau tiède.

Battre 1 blanc d'œuf en neige, et ajouter 1 c.à.c de miel, 1 c.à.s d'huile d'olive ou de pépins de raisin, et 1 c.à.c de jus de citron. Mettre au réfrigérateur après avoir mélangé et appliquer sur le visage après 1/2 h. Laisser poser 20 min et retirer à l'eau tiède délicatement, puis rincer à l'eau froide. Sécher et vaporiser éventuellement un peu d'eau de rose. À utiliser 1 fois par semaine pour éliminer boutons et points noirs et resserrer les pores.

Pour resserrer les pores et éliminer boutons et points noirs, mélanger 80 g d'orge moulue, 40 g de miel, et suffisamment de blancs d'œuf en neige pour faire une pâte qui sera appliquée sur le visage 15 min, et retirée à l'eau chaude. Terminer par un rinçage à l'eau froide.

Pour combattre boutons et points noirs, faire bouillir 60 g de racine de bardane concassée dans 1 l d'eau pendant 15 min, et boire 3 tasses/jour.

Faire une décoction avec 1 poignée de fleurs de souci/l d'eau froide. Faire bouillir 20 min, laisser reposer et filtrer pour recueillir le liquide. Les points noirs ne résistent pas à cette lotion utilisée matin et soir sur les surfaces concernées.

En cas d'éruption cutanée, faire bouillir 30 g de racine d'oseille dans 1 l d'eau pendant 15 min, filtrer et laisser refroidir. Boire 1 bol à jeun pendant 3 semaines.

Pour les dermatoses, tamponner plusieurs fois/jour la partie malade avec du suc de chélidoine en coupant la tige de cette petite plante très abondante sur le bord des chemins. (Il est possible de faire pousser la chélidoine en pot.)

Pour les plaies ouvertes et purulentes, baigner dans une décoction tiède de prêle et/ou de mauve. En cas de plaies sur tout le corps, prendre des bains complets.

Pour les plaies lentes à guérir, placer 1 tasse de prêle séchée dans une passoire au-dessus de l'eau bouillante jusqu'à ce que les herbes soient chaudes et ramollies. Les envelopper dans un linge fin et appliquer sur la partie concernée toute la nuit.

Laver des feuilles de plantain et les broyer en bouillie pour les poser directement sur la plaie, même ouverte. En cas de difficulté à supporter cette bouillie, la retirer et relaver la plaie avant de l'appliquer à nouveau jusqu'à ce que ce cataplasme procure une sensation de bien-être.

Plonger un sachet de tisane de papaye dans 1/2 l d'eau bouillante, couvrir et laisser frémir 5 min. Retirer du feu et laisser infuser 5 min. Appliquer sur le visage chaud à l'aide d'un gant de toilette en retrempant régulièrement dans la solution. Continuer 15 min. Permet de garder le teint jeune et frais.

Boire 1 tasse de tisane de pissenlit avant les 3 repas pendant 3 semaines pour rajeunir la peau et donner au visage un teint éclatant. Faire chauffer 1 c.à.s de feuilles dans 1 tasse d'eau froide, laisser bouillir 3 min et infuser 10 min avant de filtrer.

Pour donner un joli teint, plonger 1 c.à.s de fumeterre dans l'équivalent d'1 tasse d'eau bouillante, laisser bouillir 3 min et infuser 10 min avant de filtrer. Boire 1 tasse avant chaque repas. Faire des cures de 10 jours/mois.

Pour resserrer les pores, rafraîchir la peau, et prévenir l'apparition de points noirs, mélanger de la poudre d'amande avec un peu d'eau de manière à obtenir une pâte à appliquer sur le visage et le cou pendant 15 min tous les jours. Enlever en frictionnant délicatement pour éliminer les cellules mortes.

Mettre une poignée de feuilles de menthe dans un bol et remplir avec de l'eau bouillante. Placer le visage au-dessus du bol recouvert d'une serviette comme pour une inhalation pendant 10 min. En quelques séances, la peau est nettoyée et prend un bel éclat. Une fois par semaine.

Ajouter une poignée de persil à 1/2 l d'eau frissonnante (le persil ne doit pas bouillir). Couvrir et laisser infuser 1/2 h. Rincer le visage plusieurs fois/jour en cas de peau grasse.

Pour les peaux grasses et l'acné, verser 1/2 l d'eau bouillante sur 30 g de fleurs d'achillée millefeuille. Couvrir, laisser infuser 10 min et passer. Tremper un gant et appliquer sur le visage. Retremper le gant dès qu'il commence à refroidir et continuer 10 min. Ces compresses doivent être les plus chaudes possibles. Sécher le visage sans rincer. À faire matin et soir. Persévérer plusieurs semaines, surtout pour l'acné. Pour combattre l'acné, veiller à l'hygiène et observer une alimentation saine et pauvre en graisses.

Pour les peaux grasses, laver le visage plusieurs fois/jour avec de la tisane de sauge filtrée.

Pour les peaux normales, grasses, et/ou acnéiques, mettre 1 poignée de feuilles fraîches de tanaisie dans 1/4 l d'eau. Porter à ébullition, laisser frémir 15 min, laisser refroidir et filtrer. Conserver au réfrigérateur cette lotion stimulante et purifiante.

Pour les peaux très sèches, ne pas laver le visage à l'eau et au savon, mais avec du coton imprégné d'huile végétale chaude.

Appliquer régulièrement du jus de citron sur les taches de rousseur pour les décolorer, et sur les taches jaunâtres liées au vieillissement de la peau.

🕮 Utiliser la tisane de bardane faite avec de l'eau distillée en lotion pour les taches de rousseur et imperfections de la peau.

🕮 Points noirs : écraser du persil frais pour en récupérer le jus, et l'appliquer directement sur les points noirs. Laissez la peau absorber pendant quelques minutes, puis nettoyer avec du jus de citron. Éviter le soleil juste après l'opération.

🕮 Masser les vergetures et les rides avec du beurre de karité ou de cacao, qui a également pour effet d'adoucir le grain de peau.

🕮 Pour les mains gercées, appliquer sur la peau sèche de la glycérine, de l'huile de sésame ou d'amandes douces.

🕮 Pour les engelures, faire des applications de jus de citron mélangé à de la glycérine.

🕮 Pour les callosités, crevasses et ongles cassants, appliquer régulièrement de l'huile d'olive ou de ricin. L'huile de graines de tournesol est également efficace sur les crevasses.

🕮 Masser les coudes ou genoux rugueux avec du jus de citron, puis de l'huile d'amande douce.

🕮 Pour faire disparaître les taches brunes, frictionner avec de l'huile de ricin et/ou du jus de persil frais tous les soirs jusqu'à disparition.

🕮 L'huile de bourrache en usage interne et externe, retarde le vieillissement cutané et favorise souplesse et fermeté.

🕮 Mixer 1 c.à.c de pelotes de pollen, 1 jaune d'œuf et 1 c.à.c de miel liquide, jusqu'à obtention d'une pâte homogène. Étaler sur le visage et le cou en massant légèrement. Laisser reposer 1/2 h et rincer à l'eau tiède.

Pellicules

Voir Cheveux.

Pertes blanches

Voir Leucorrhée.

Peur

Voir Stress et Timidité.

Pharyngite

Inflammation du pharynx. Voir Angine.

Phimosis

🕮 Pour les enfants de moins de 10 ans, de bons résultats sont obtenus par des bains de mauve à raison d'une poignée mise à macérer toute la nuit dans une conque d'eau dans laquelle l'enfant prendra un bain de siège. Faire travailler le prépuce dans l'eau.

Pieds

🕮 Pour lutter efficacement contre les odeurs, faire un bain de pieds dans de l'eau chaude en ajoutant du formol (solution à 10 %), ou un peu d'eau de javel.

🕮 Pour les pieds gonflés, faire des bains de pieds d'eau fraîche, et s'allonger en les posant une dizaine de minutes sur un support confortable qui les maintient au-dessus de la tête.

🕮 Faire cuire quelques branches de romarin dans 1/2 l de vin blanc. Laisser tiédir et imbiber une compresse dans laquelle les pieds seront enveloppés.

🕮 Faire des bains de pieds d'achillée millefeuille. Faire bouillir 3 l d'eau. Arrêter le feu et jeter un verre de feuilles d'achillée et 1 c.à.c de sel. Couvrir et laisser refroidir jusqu'à une température supportable pour le bain de pieds. Recommencer autant que nécessaire.

🕮 Pour assouplir les callosités, appliquer régulièrement de l'huile d'olive. L'huile de sésame, de ricin ou de germe de blé conviennent également.

🕮 Les verrues plantaires sont éliminées par l'application d'huile de germe de blé ou de ricin. Fixer un coton imprégné d'huile sur la verrue toute la nuit, et recommencer tous les soirs jusqu'à disparition au bout d'environ 1 mois.

🕮 Appliquer de l'huile de tournesol pour les crevasses au talon.

🕮 Les mycoses sont souvent associées à la prise d'un antibiotique qui détruit la flore intestinale, ou un gros choc émotionnel qui provoque une baisse de l'immunité. Avant toute chose, respecter une hygiène corporelle et surveiller l'alimentation en privilégiant les légumes verts, le poisson et le riz. Éviter le pain, lait, fromage, pâtes, pommes de terre, levures et sucres rapides. User et abuser de l'ail qui pourra être consommé sous forme d'alcoolature telle que préconisée dans la rubrique Anémie. En parallèle, intervenir localement tel qu'indiqué ci-dessous. Les résultats peuvent demander jusqu'à 2 mois de traitement soutenu.

🕮 Pour les mycoses qui brûlent et démangent, laver soigneusement les pieds, les sécher, et appliquer du vinaigre de cidre dans les moindre recoins. L'odeur disparaît en quelques minutes. Recommencer jusqu'à disparition totale. Faire bouillir le linge en contact avec les pieds comme les serviettes et les chaussettes pour éviter toute réinfection.

🕮 Contre les mycoses, mettre les pieds à l'air au soleil, au sec. Appliquer de la poudre d'argile pour les plaies, et de la poudre de sauge pour éviter la transpiration toujours préjudiciable.

🕮 Contre les mycoses, appliquer de l'huile essentielle de lavande mélangée avec de l'huile de bourrache ou d'onagre.

🕮 Pour les pieds fatigués, la douche écossaise est tonique et stimulante. Alterner au moins 5 fois dans la baignoire eau chaude et froide sur les pieds en terminant par l'eau froide.

🕮 Faire des bains de pieds à l'eau chaude additionnée d'un peu de vinaigre blanc ou d'eau de javel. Sécher, appliquer du vinaigre de cidre pur et laisser sécher.

Les oignons sont le résultat de la pression des chaussures sur l'articulation du gros orteil. Attention aux chaussures, et en particulier les talons hauts. Prise à ses débuts, l'inflammation peut être calmée par des bains de pieds de grande consoude. Mettre 2 poignées de racines coupées dans 4 l d'eau, et faire bouillir lentement 30 min. Passer et laisser refroidir jusqu'à une température acceptable. Baigner les pieds 15 min matin et soir.

Pour prévenir les ongles incarnés, ne pas couper les ongles plus courts que l'orteil et ne pas trop arrondir les coins. Attention aux chaussures pointues ou trop serrées. Pour soulager la douleur, prendre des bains de pieds de grande consoude (voir ci-dessus) 15 min, 3 fois/jour.

Pour éliminer la couche de corne, appliquer directement du suc de chélidoine.

Piqûre d'insectes

Pour les piqûres d'abeilles, guêpes et frelons, enlever si nécessaire le dard avec une pince à épiler. Masser avec de l'eau et du savon de Marseille, du vinaigre, de l'ail ou du citron, et en dernier ressort, avec un peu d'urine.

Le venin de l'abeille, de la guêpe, du frelon, mais aussi des poissons comme la vive ou la rascasse sont détruits par la chaleur. Approcher le plus près possible de la piqûre une source de chaleur comme une cigarette allumée pendant 2 min pour bloquer l'effet toxique du venin.

Pour les piqûres de guêpe, il est facile d'aspirer immédiatement le venin et de le recracher. À éviter bien évidemment par les personnes allergiques au venin de guêpe.

Mâcher en salivant quelques feuilles de plantain lancéolé, les écraser pour exprimer le jus et l'appliquer sur les piqûres provoquant des démangeaisons. Le résultat est instantané.

Dans le doute sur le plantain lancéolé, utiliser plusieurs types de feuilles plates de la même manière, et renouveler plusieurs fois.

🕮 Frotter la piqûre une dizaine de minutes avec la pulpe d'un oignon coupé en deux.

🕮 Frotter la piqûre avec une feuille de chou, des feuilles de persil, menthe, cerfeuil, ou cassis.

🕮 Appliquer directement du vinaigre de cidre de pomme non dilué sur la piqûre.

🕮 Appliquer de l'huile essentielle de lavande, cannelle ou de citronnelle directement sur la piqûre, ou de la teinture mère de calendula.

🕮 Appliquer en cataplasme des feuilles de mauve.

🕮 Appliquer une compresse d'eau salée.

🕮 Contre les démangeaisons des piqûres d'aoûtats, imbiber un peu de coton avec 1 goutte d'huile essentielle de tea tree ou de lavande, et le maintenir en place à l'aide d'un pansement.

🕮 Pour les piqûres d'aoûtats, couper une tête de poireau en deux et frotter vigoureusement la partie concernée quelques minutes. Recommencer toutes les 1/2 h jusqu'à disparition.

🕮 En cas de contact avec un oursin, uriner sur la partie atteinte et retirer un maximum d'épines.

🕮 Froisser une fleur de géranium et l'appliquer directement sur la piqûre de moustique. Ne surtout pas gratter.

🕮 Frotter quelques brins de persil frais avec les doigts pour en extraire le suc. Appliquer sur la piqûre de moustique quelques secondes et laisser agir à l'air libre. Renouveler si nécessaire.

🕮 Broyer quelques feuilles d'oseille fraîche et masser délicatement la partie piquée par un moustique.

🕮 Pour éviter les piqûres de moustique, frictionner les parties du corps exposées avec une forte tisane de fleurs de camomille ou de l'ail.

🕮 Pour empêcher les moustiques de s'inviter dans une pièce, accrocher un morceau d'éponge trempé dans du camphre ou de la citronnelle.

🕮 La piqûre de méduse est très douloureuse. Retirer les filaments sans les toucher à main nue, rincer à l'eau de mer (pas d'eau douce), appliquer du sable en frottant doucement pour éliminer les dernières cellules urticantes. Si possible, désinfecter à l'eau savonneuse (surtout pas d'alcool).

Plaies

Voir Contusions.

Point de côté

🕮 Comprimer quelques secondes le point de côté en utilisant la main en forme de pince et en respirant profondément.

🕮 Appliquer des compresses de graines de lin. Faire cuire 3 c.à.s de graines de lin dans 1 l d'eau. Récupérer le mucus et écarter les enveloppes. Poser la compresse chaude et humide 1 h et renouveler lorsqu'elle est sèche. Répéter 3 fois/jour jusqu'à disparition des symptômes.

Polypes

Tumeurs bénignes des muqueuses.

🕮 Prendre avant les 3 repas, 5 à 10 gouttes (3 pour les enfants) de teinture mère d'ancolie (en pharmacie) dans de l'eau.

Poumons (affection des)

🕮 Faire bouillir 1 gousse d'ail sans le germe dans un peu de lait pendant 10 min. Ajouter du miel de tilleul ou de pin et boire chaud. L'ail est l'ennemi des maladies cutanées, toux sanguinolentes et sèches, fièvre d'irritation, ulcères de l'estomac, et problèmes intestinaux. *À éviter pendant l'allaitement.* Pour effacer l'odeur laissée par l'ail, mâcher quelques minutes un morceau de pomme, du persil, une fève, des grains d'anis, de café, ou se rincer la bouche avec de l'eau additionnée d'alcool de menthe ou d'un produit à la chlorophylle.

🕮 Consommer beaucoup de brocoli dans les cas de problèmes d'obstruction des bronches chroniques.

🕮 Un excellent remède contre les troubles pulmonaires chroniques comme la bronchite et l'asthme : faire bouillir 6 g d'herbes séchées de scolopendre dans 1 l de vin, ajouter 100 g de miel et porter à ébullition une seconde fois. Ajouter 5 g de poivre long et 20 g d'écorce de cannelle, porter à ébullition une troisième fois et filtrer. Boire 1 verre à liqueur après les 3 repas pendant la première semaine, puis 1 verre après les 2 principaux repas les 8 semaines suivantes.

🕮 Boire 4 tasses par jour d'infusion d'achillée millefeuille à raison de 1 c.à.c bombée pour 1/4 l d'eau, dont le matin à jeun et le soir. Avant le dîner, boire une tasse d'infusion de prêle dans les mêmes proportions. Compléter si possible en mâchant la journée des racines d'acore odorant en avalant le jus.

Poux

🕮 Passer de l'alcool ménager dans les cheveux en évitant les yeux. Ultra efficace, pas cher, et rend les cheveux éclatants.

🕮 Appliquer un mélange d'huile d'olive et d'essence de lavande sur l'ensemble du cuir chevelu. Protéger avec un bonnet de bain ou une serviette et laisser agir 1 h avant de laver les cheveux.

🕮 Pour prévenir les poux, mettre quelques gouttes d'huile essentielle de lavande sur la nuque. L'essence de lavande est l'une des rares essences qui ne brûlent pas la peau et qui possèdent de plus un effet calmant.

🕮 Mettre 1 goutte d'huile essentielle de lavande ou de myrte dans 1 jaune d'œuf. Laisser poser toute la nuit pour décimer la colonie.

Prostate

Voir Sexuelle (activité).

Prurit

Voir Démangeaisons.

Psoriasis

🕮 Cette maladie est en étroite relation avec des problèmes de foie. Il convient de ne pas le surcharger et d'éviter particulièrement les charcuteries, viandes de porc, et tout aliment de nature acide comme le vin, citrons, pamplemousses, café, chocolat, miel, etc.

🕮 Prendre des bains chauds additionnés de sel marin (80 g pour une baignoire).

🕮 Masser avec de l'huile essentielle de lavande.

🕮 Prendre des bains additionnés de décoction de géranium.

🕮 Mettre 250 g de mélange prêle/mauve à macérer dans de l'eau froide au fond de la baignoire toute la nuit. L'eau doit recouvrir les feuilles. Ajouter de l'eau chaude le matin, et prendre un bain de 20 min pour apaiser les démangeaisons.

🕮 Consommer de l'huile végétale (éviter l'huile de maïs), pour obtenir des résultats que les traitements traditionnels n'apportent pas.

🕮 Boire du thé au safran.

🕮 Boire 2 tasses de décoction de prêle par jour pendant 3 semaines. Porter à ébullition 30 g de plantes séchées ou 10 g de plantes fraîches/l d'eau, couvrir et laisser mijoter 5 min. Laisser ensuite macérer une nuit avant de filtrer.

Pustules

🕮 Faire des compresses de verveine. Faire bouillir 1 c.à.s de verveine pour 250 ml d'eau pendant 3 min et tamiser. Faire des compresses avec les herbes chaudes au moins 1 h, en remplaçant régulièrement la compresse dès qu'elle est sèche.

R

Règles douloureuses

🕮 Un soulagement immédiat est généralement obtenu en appliquant une compresse la plus chaude possible, ou une bouillotte sur le bas-ventre.

🕮 Verser 1 l d'eau bouillante sur 20 g de feuilles de persil séchées. Laisser infuser 10 min. Boire à intervalles réguliers.

🕮 Boire des infusions de camomille romaine (1 c.à.s pour 100 g d'eau bouillante).

🕮 Boire 1 tasse après les repas d'infusion de sauge (40 g de feuilles/l d'eau), ou de balsamite (30 g de plante/l d'eau).

🕮 Masser le ventre avec 2 gouttes d'huile essentielle de sauge diluée dans 1 c.à.s d'huile d'olive.

🕮 Boire 4 tasses par jour pendant les 2 ou 3 jours qui précèdent les règles, d'une infusion de persil (50 g de feuilles/l d'eau).

🕮 Boire 3 tasses par jour d'infusion de séneçon (50 g de racine/l d'eau). Commencer avant les règles.

Faire cuire 5 poignées de son et 2 de lierre grimpant dans un peu d'eau. Mettre la préparation dans un linge et appliquer en cataplasme chaud sur le bas-ventre.

Pour les règles irrégulières, trop abondantes ou insuffisamment fluides, boire 3 tasses d'infusion de fleurs de souci (calendula) par jour en commençant 10 jours avant la date présumée des règles, à raison de 2 c.à.c/tasse d'eau bouillante.

Pour les règles abondantes, boire 2 tasses par jour d'infusion de prêle durant la semaine précédant la date prévue. Les 2 premières journées des règles, faire un bain de siège de prêle.

Pour l'infusion, verser 5 c.à.c dans 1 l d'eau, faire chauffer jusqu'à frémissement, et verser dans un récipient en terre cuite si possible pour infusion pendant 5 min.

Pour le bain de siège, laisser macérer 7 à 8 c.à.s de prêle dans de l'eau froide toute la nuit. Au matin, chauffer jusqu'à ébullition et ajouter à l'eau du bain.

Appliquer des feuilles de chou écrasées. Renouveler toutes les 2 heures.

Faire cuire 100 g de riz blanc pour obtenir du gruau. Incorporer 50 g de ciboulette hachée (ail ou chinoise), saler et manger.

Consommer de l'huile de bourrache pour le syndrome prémenstruel.

Boire 40 gouttes de teinture mère de safran 3 fois/jour dans de l'eau, ou 20 gouttes toutes les 2 h.

Pour régulariser le cycle féminin, boire 1 tasse par jour d'infusion d'armoise vulgaire à raison de 1 pincée généreuse par grosse tasse.

Le safran présente une efficacité certaine sur le syndrome prémenstruel.

Reins

🕮 En cas de faiblesse, passer au hachoir une plante d'absinthe pour en exprimer le jus. Mélanger 1 l de vin et 150 g de miel. Faire chauffer et, dès le point d'ébullition atteint, verser 40 ml de jus d'absinthe. Consommer sous forme de cure de 3 semaines ou toute l'année.

🕮 Boire des infusions d'achillée millefeuille à raison de 1 c.à.c/l d'eau pour faciliter l'activité des reins.

🕮 Le sable et les calculs rénaux sont rapidement éliminés par des infusions de prêle. Prendre parallèlement de la teinture mère d'ortie diluée en suivant les indications d'emploi.

🕮 Boire au moins 3 tasses par jour d'une infusion d'un mélange de gaillet, ortie blanche, ortie piquante, et solidage des bois (Verge d'or) en quantités égales.

🕮 Boire 3 tasses par jour d'infusion de renouée des oiseaux à raison de 1 c.à.c/tasse d'eau.

🕮 Faire des bains de siège à la prêle des champs. Mettre 100 g de plantes dans de l'eau froide toute la nuit, et verser le lendemain le liquide dans l'eau du bain qui devra recouvrir les reins et durer 20 min. Le même bain peut resservir plusieurs fois.

🕮 Pour les douleurs lombaires, faire chauffer des grains d'avoine dans une poêle, les enfermer dans un linge et appliquer sur les reins.

Renvois

Voir Estomac.

Respiratoires (affection des voies)

🕮 Boire 2 à 3 tasses par jour d'infusion d'eucalyptus (3/4 feuilles par tasse).

🕮 Faire des fumigations en versant 10 gouttes d'huile essentielle d'eucalyptus dans un bol d'eau chaude.

🕮 Frictionner le thorax et le dos avec 10 à 20 gouttes d'huile essentielle d'eucalyptus.

Rétention d'eau

🕮 Boire 3 tasses par jour d'infusion de semences de carottes (1 c.à.c/tasse d'eau bouillante).

🕮 Boire 1 goutte d'huile essentielle de citron, de genièvre et de géranium dans un peu de miel ou d'eau chaude après les repas.

Rhinite allergique

🕮 Faire bouillir 1 l d'eau avec 1 c.à.c de sel. Laisser tiédir. Verser quelques gouttes dans la paume de la main au-dessus d'un lavabo et inhaler fort par une narine tout en bouchant l'autre avec un doigt pour faire monter le produit dans les sinus. Exhaler si possible par l'autre narine. Recommencer l'opération plusieurs fois en changeant de côté.

Rhumatismes/arthrose/arthrite/douleurs articulaires

🕮 Le marron d'Inde possède des propriétés anti-inflammatoires bien connues des Anciens qui en conservaient deux dans la poche pour atténuer leurs douleurs rhumatismales. Les changer dès qu'ils sont devenus durs.

🕮 Se procurer de la farine de moutarde. Ajouter de l'eau froide ou tiède (pas chaude) pour obtenir une pâte. Envelopper dans une serviette pour faire un cataplasme à appliquer sur les régions douloureuses pendant 15 min. Retirer dès sensation de brûlure. *Ce cataplasme peut s'avérer irritant chez les jeunes enfants.*

🕮 Placer des feuilles de chou, frisé de préférence, sur un tissu fin dans un four froid réglé sur 200°C pendant 5 min. Enlever les grosses côtes et écraser au rouleau à pâtisserie. Appliquer 1 ou 2 épaisseurs de feuilles sur les zones douloureuses pendant 1 à 2 h en bandage.

Chauffer au four des feuilles d'aulne et les appliquer sur les parties douloureuses. Le bain de feuilles d'aulne est toujours un remède populaire efficace.

Faire chauffer à feu doux 10 feuilles fraîches de sauge dans 1/4 l de vinaigre de cidre pendant 10 min. Appliquer les feuilles chaudes sur la partie douloureuse pendant 15 min. Recommencer tous les jours en fonction de la douleur.

Faire tiédir de l'huile d'olive et ajouter un jus de citron. Masser longuement les articulations. Ne pas rincer mais absorber le liquide superflu avec du papier absorbant.

Ajouter du vinaigre de cidre et du miel à un verre d'eau tiède. Boire à jeun le matin.

Utiliser une décoction de panicaut champêtre, ou chardon roland, à raison de 150 g pour 1 l d'eau. Faire bouillir 1 h. Ajouter du miel et de la menthe fraîche pour masquer le goût désagréable, et prendre 2 c.à.c dans un peu d'eau 3 fois/jour pendant 1 semaine. Si la douleur persiste, augmenter les doses sans inconvénients.

Pour les douleurs articulaires, faire une cure de sève de bouleau telle que décrite à la rubrique Calculs.

Prendre des bains chauds additionnés de sel marin (250 g pour une baignoire).

L'harpagophytum (griffe du diable) est d'une efficacité étonnante. Prendre 3 tasses d'infusion de racines, ou jusqu'à 6 gélules par jour, 2 à 3 semaines par mois pour les douleurs chroniques.

Jeter une grosse poignée de fleurs séchées de camomille dans 1/4 l d'huile d'olive et faire chauffer au bain-marie pendant 2 h. Laisser tiédir et filtrer. Mélanger à part 1 c.à.s de camphre et 3 d'alcool à 60°. Incorporer au mélange précédent et masser les articulations douloureuses pendant 15 min plusieurs fois/jour.

🕮 Faire macérer 20 g de fleurs de lavande dans 10 cl d'alcool pendant 8 jours. Broyer pour exprimer le suc et filtrer. Faire des massages doux et profonds plusieurs fois/jour pendant 1 semaine.

🕮 Frictionner localement avec de l'huile essentielle d'angélique, de citronnelle, de coriandre ou de laurier.

🕮 Prendre des bains additionnés de quelques gouttes d'huile essentielle de genièvre (5), ou de gingembre.

🕮 Frotter chaque jour pendant plusieurs minutes la partie douloureuse avec des orties piquantes fraîches. Résultat garanti pour les courageux.
Pour les plus sensibles, passer des orties fraîches au hachoir pour en faire de la bouillie qui sera posée sur les parties sensibles, et recouvertes de compresses. Laisser 1/2 h. Il est possible de mélange la bouillie d'ortie avec un peu d'argile verte pour obtenir un mélange plus collant et facile à maintenir en position.

🕮 Acheter une plante d'Aloé vera âgée d'au moins 3 ans. Elle servira également d'ornement. Couper une feuille au plus bas de la plante et enlever l'écorce pour ne conserver que le gel qu'il faudra bien rincer pour retirer l'éventuelle présence de liquide jaunâtre aux effets purgatifs puissants. Conserver le gel dans un peu d'eau au réfrigérateur. Prendre 3 c.à.c de gel avec un peu de jus de fruits le matin à jeun pendant 2 mois. Les douleurs estompées, continuer le traitement avec 1 c.à.c/jour.

🕮 Boire tous les jours une infusion à base de barbe de maïs.

🕮 Boire des infusions d'achillée millefeuille à raison de 1 c.à.c/l d'eau. Action rapide.

🕮 Boire le matin et le soir avant les repas, 1 tasse d'infusion de prêle, de cassis ou de bouleau. Dans la journée, boire 3 tasses d'infusion.

🕮 Prendre 1 à 2 gélules par jour en début de repas de sève de bambou, pour ses effets réparateurs des traumatismes des disques intervertébraux de la colonne vertébrale.

🕮 Boire 3 tasses par jour pendant 3 semaines d'infusion de baies de genièvre qui mûrissent à l'automne, à raison de 1 c.à.s/l d'eau bouillante.

🕮 Essayer la tisane de feuilles d'olivier qui possède un effet étonnant sur les douleurs articulaires. Voir à la rubrique Fibromyalgie.

🕮 Boire des infusions de feuilles de cassis en laissant infuser 20 min 1 bonne c.à.c/tasse d'eau bouillante. Action efficace sur les maladies inflammatoires.

Rhume/refroidissement

🕮 Dès les premiers symptômes, quelques gouttes de citron dans les narines plusieurs fois/jour.

🕮 Masser la poitrine avec de l'huile essentielle de lavande.

🕮 Avant le coucher, entrer dans un bain à 37°C environ (température facilement supportable). Rajouter progressivement de l'eau chaude et arrêter avant que la chaleur ne devienne trop forte. L'eau doit être la plus chaude possible tout en restant supportable. Rester dans ce bain 20 min qui peuvent paraître longues. En cas de difficulté, s'aider à l'aide d'une lingette imbibée d'eau froide sur le front. Sortir lentement avec précautions car il est possible de ressentir une impression d'épuisement. S'étendre 1/2 h emmailloté dans un linge éponge pour laisser l'organisme terminer sa sudation. Aller se coucher bien au chaud.

🕮 Faire une cure de jus de citron.

🕮 Prendre quelques gouttes de jus d'ail matin et soir dans un peu d'eau.

🕮 Pour les coups de froid, dès les premiers frissons, mélanger une grosse pincée de brins de génépi et une grosse cuillère de miel dans un bol d'eau très chaude. Boire très chaud.

🕮 Boire des décoctions d'ail pour alléger les douleurs de poitrine consécutives aux coups de froid.

🕮 Boire le *lait de poule* si prisé de nos grands-mères. Faire bouillir 1 grande tasse de lait avec 1 bâton de vanille et 1 pincée de poudre de cannelle. Ajouter 1 jaune d'œuf et bien mélanger pendant 3 min. Ajouter 2 c.à.c de miel, 2 c.à.c de rhum et boire chaud.

🕮 Faire des inhalations d'eau très chaude, avec quelques gouttes d'huiles essentielles de citron, eucalyptus, menthe, lavande, niaouli, pin, marjolaine et/ou thym. Respirez avec le nez dans l'inhalateur, ou la tête recouverte d'une serviette de toilette au-dessus du bol.

🕮 Préparer une infusion de tilleul en versant 200 ml d'eau bouillante sur 1 c.à.c de fleurs séchées de tilleul, et laisser infuser 10 min. Ajouter 2 à 4 c.à.s de rhum, le jus d'un demi-citron, et 1 à 2 c.à.c de miel. Boire bien chaud avant d'aller se coucher.

🕮 Faire chauffer du lait et ajouter 1/3 de rhum et 2 c.à.c de miel. Boire 1 tasse chaude au coucher.

🕮 Verser 200 ml d'eau bouillante sur 1 c.à.c de fleurs séchées de tilleul, feuilles de sauge, ou herbes de thym, et laisser infuser 10 min. Boire plusieurs tasses par jour.

🕮 Faire bouillir un litre d'eau avec 1 c.à.c de sel. Laisser tiédir. Verser un peu d'eau dans la pomme de la main au-dessus d'un lavabo et inhaler par une narine tout en se bouchant l'autre avec un doigt pour que le produit aille directement dans les sinus et pas dans la gorge. Exhaler en bouchant la narine par laquelle le produit a été inhalé pour l'exhaler par l'autre narine. Recommencer l'opération plusieurs fois en inversant à chaque fois. Il est possible de faire de même en remplaçant le sel par du citron.

🕮 Mettre 10 clous de girofle, 1 bâton de cannelle et 1 branche de thym dans 1 l d'eau. Faire bouillir 5 min et filtrer.

Ajouter 1 c.à.s de miel et 1 jus de citron. Boire chaud à tiède au cours de la journée.

🕮 Boire des infusions de thym (50 g de plantes/l d'eau), camomille, mélilot (30 g/l d'eau), ou de fleurs de sureau (50 g/l d'eau).

🕮 Boire des infusions de sauge.

🕮 Faire bouillir 30 g de partie blanche de ciboule avec 5 g de gingembre dans 250 ml d'eau. Boire chaud et se mettre au lit bien couvert pour transpirer abondamment.

🕮 Faire bouillir 1 grosse c.à.s de son dans 1 l d'eau, écumer, laisser reposer quelques minutes, filtrer, et ajouter une c.à.s de miel. Boire chaud au cours de la journée. Efficace contre les rhumes tenaces.

🕮 Des bains de main tièdes jusqu'à hauteur des avant-bras calment la toux et les rhumes.

🕮 Mélanger 10 g d'herbes de marrube blanc, 30 g de graines de fenouil, 30 g d'herbes d'aneth, et 30 g de fleurs de bouillon blanc. Faire bouillir dans 1 l de vin pendant 4 h, 3 c.à.s de ce mélange et tamiser. Boire 1 à 3 tasses par jour. Pour les enfants, 1 c.à.s plusieurs fois/jour, à café pour les moins de 12 ans.

Rhume des foins/allergies

🕮 Utiliser l'ortie et la camomille vraie en infusions, à raison de 4 tasses par jour. Porter des lunettes de soleil pendant les périodes de floraison afin d'éviter les conjonctivites.

🕮 Pendant les 2 mois précédant la période au cours de laquelle l'affection se produit généralement, mâcher 1 à 2 fois/jour du miel en rayon à titre préventif.
À titre curatif, mâcher 5 fois/jour les 2 premiers jours puis 3 fois/jour jusqu'à disparition. À défaut de miel en rayon, le remplacer par 2 c.à.c de miel liquide.

🕮 Prendre quelques gouttes de jus d'ail matin et soir dans un peu d'eau.

🕮 Essayer 40 gouttes de teinture mère de safran dans de l'eau 3 fois/jour. En cas de crise, 20 gouttes toutes les 2 h.

Rides

🕮 Mélanger 1 blanc d'œuf avec 1 c.à.s d'huile d'olive et 2 carottes râpées. Remuer en ajoutant un peu de fécule de pomme de terre pour épaissir le mélange. Appliquer sur le visage 20 min en évitant le contour des yeux et rincer.

🕮 Mélanger 20 g de racines de bardane, 20 g de feuilles d'hamamélis, 20 g de fleurs de mauve, et 20 g de fleurs de pensée sauvage. Piler au mortier et laisser infuser le tout 15 min et filtrer. Boire 1 bol à jeun.

🕮 Faire macérer pendant 3 semaines des pelures de coing recouvertes d'eau de vie. Utiliser en lotion contre les rides.

Rougeole/rubéole

🕮 Prendre avant les 3 repas, 5 à 10 gouttes (3 pour les enfants) de teinture mère d'ancolie (en pharmacie).

S

Saignement de nez

Voir Nez.

Salmonellose

Voir Intoxication.

Sang

🕮 Pour purifier le sang, faire une décoction de bardane et pensée sauvage à raison de 30 g de chaque pour 3/4 l d'eau. Laisser bouillir jusqu'à réduction à approximativement 1/2 l et boire 3 verres à vin par jour. Parmi les nombreuses autres plantes dépuratives, il convient de citer le cresson, la patience, le persil, l'ortie, la salsepareille, le trèfle rouge et la violette.

🕮 L'ail est un bon régulateur de la circulation sanguine. Croquer de l'ail cru ou préparer et utiliser un alcoolat tel que préconisé dans la rubrique Palpitations.

Sciatique

Mélanger 3 poignées de feuilles et fleurs séchées de verveine officinale dans 1/2 l de vinaigre d'alcool. Faire cuire jusqu'à obtenir une pâte dense. Laisser tiédir et appliquer en cataplasme sur les parties douloureuses. Renouveler 2 fois/jour sur plusieurs jours.

Faire bouillir pendant 1/2 h, 1 kg de grains de blé dans 3 l d'eau et tamiser. Envelopper les graines chaudes dans une double épaisseur de serviette éponge et appliquer sur la peau nue en prenant garde de ne pas la brûler.

Mélanger 1 ml d'huile essentielle de rose véritable et 100 ml d'huile d'olive. Faire pénétrer l'huile en massant les endroits douloureux toutes les 3 h jusqu'à amélioration.

Seins

En cas d'engorgement après un accouchement, appliquer des compresses d'eau chaude tout simplement.

Pour calmer la montée de lait suite à un accouchement, boire 1 tasse après chaque repas d'infusion du mélange sauge-menthe, à raison de 20 g de chaque pour 1 l d'eau.

En cas de gerçure des seins en période d'allaitement, déposer entre chaque tétée un peu de miel d'acacia sur les mamelons. Sans danger pour bébé.

En cas de douleurs, mélanger 20 ml d'huile d'olive et 10 ml de jus d'absinthe, fraîchement pressé de préférence, et laisser le mélange à la lumière pendant 15 jours dans un flacon. Frictionner plusieurs fois/jour et au coucher avec quelques gouttes de ce mélange. Le jus d'absinthe pouvant être allergisant, commencer par frotter une goutte et observer pendant 5 min si une rougeur apparaît. Auquel cas, ne pas utiliser ce traitement.

Pour les gonflements en période de règles, boire 2 ou 3 tasses par jour avant ou entre les repas, d'infusion de saule blanc, à raison de 1 cuillère à dessert/tasse d'eau bouillante.

Sexuelle (activité)

🕮 Prendre 2 à 3 gouttes d'huile essentielle de gingembre sur un sucre 3 fois/jour.

🕮 Pour les femmes souffrant d'une fatigue chronique et d'ennui vis-à-vis du travail et des rapports sexuels routiniers, symptômes souvent accompagnés de maux de tête, de dos, d'insomnie et de nervosité, consommer pendant 6 semaines plusieurs fois/jour, un peu de miel mélangé avec des graines de sésame.

🕮 Pour les hommes, les graines de courge ont un effet des plus bénéfiques sur la prostate qui fabrique le liquide prostatique qui entretient la vitalité des spermatozoïdes. Ceux qui en consomment régulièrement ne souffrent pas d'adénome de la prostate. On peut les utiliser concassées, moulues, grillées à sec à la poêle, incorporées dans les salades vertes, les parsemer sur une tarte salée, etc.

🕮 En cas de problèmes de prostate, limiter la consommation de produits laitiers.

🕮 La tomate a un effet bénéfique sur la prostate.

🕮 Pour les problèmes de prostate, boire 3 tasses d'infusion de prêle par jour, à raison de 5 c.à.c/l d'eau. Chauffer le mélange jusqu'à ce que l'eau soit frémissante, et laisser macérer 5 min dans un récipient en terre cuite si possible.

🕮 Contre l'hypertrophie de la prostate, boire des décoctions de racine d'ortie piquante, à raison de 50 g de racines pour 1 l d'eau. Boire entre les repas de 1/2 à 1 l par jour.

🕮 Pour la femme, boire 1 verre à vin avant chaque repas d'une infusion de 30 g de houblon dans 1/2 l d'eau bouillante. Laisser infuser 20 min avant de passer. Ajouter 1 c.à.c de miel.

🕮 Autant pour l'homme que pour la femme, consommer de l'huile de germe de blé quotidiennement pendant 2 semaines pour constater des résultats remarquables. À conserver au réfrigérateur moins de 8 semaines. Inefficace en cas de consommation de suppléments de fer du commerce qui pourront être remplacés par du foie ou des gélules de foie.

🕮 Pour les hommes d'un certain âge qui désirent restaurer une sexualité affaiblie sans épuiser prématurément leur organisme, mâcher tous les jours, comme les Chinois, un petit morceau de racine de ginseng dont les effets fortifiants sur l'appareil génital sont lents mais progressifs.

🕮 Laissons méditer autant les hommes que les femmes sur cet extrait d'un ouvrage de médecine du XVIIe siècle :

« Quand un homme au lit se repose
Et qu'il ne peut baiser sa femme qu'une fois,
Qu'il mange ail et poireaux, il doublera la dose,
Mesme la nuit suivante, il la baisera trois. »

🕮 Prendre 10 comprimés par jour de poudre de fenugrec.

🕮 L'avoine est un stimulant général ayant un impact sur la libido.

🕮 Les germes de blé et de soja, ainsi que les huiles végétales comestibles, ont un effet très positif sur l'hypertrophie bénigne de la prostate, contribuent à améliorer les troubles urinaires, et inhibent la croissance des cellules cancéreuses prostatiques.

🕮 Consommer des huîtres, légumes secs et œufs pour les problèmes d'hypertrophie bénigne de la prostate avec durcissement.

🕮 L'association d'ortie et de palmier nain provoque une synergie qui augmente le flux urinaire, soulage l'hypertrophie bénigne de la prostate, et préviendrait même la prolifération des cellules cancéreuses prostatiques.

Sinusite/nez bouché

🕮 Couper un oignon et le faire revenir dans l'huile d'olive. L'envelopper d'un linge fin et l'appliquer directement sur les sinus douloureux.

🕮 Introduire quelques gouttes de citron dans chaque narine plusieurs fois/jour.

🕮 Faire bouillir un litre d'eau avec 1 c.à.c de sel. Laisser tiédir. Verser un peu dans la paume de la main au-dessus d'un lavabo et inhaler par une narine tout en se bouchant l'autre avec un doigt pour que le produit monte directement dans les sinus et pas dans la gorge. Boucher la narine par laquelle le produit a été inhalé et l'exhaler par l'autre narine. Recommencer l'opération plusieurs fois en inversant à chaque fois. Il est possible de faire de même en remplaçant le sel par du citron.

🕮 Verser des feuilles séchées de thym et/ou d'eucalyptus dans de l'eau bouillante et faire une inhalation jusqu'à ce que le mélange tiédisse, à l'aide d'un inhalateur ou la tête recouverte d'une serviette au-dessus du récipient contenant le mélange.

🕮 Faire des inhalations avec quelques gouttes d'huile essentielle de menthe poivrée.

🕮 Mastiquer énergiquement 1/4 h un morceau de gâteau de miel (cire et miel) toutes les heures, et recracher ce qui reste. Le nez bouché est vaincu en quelques minutes. 1 journée suffit en général à vaincre la sinusite, mais par précaution, continuer 1 semaine.

🕮 Appliquer de l'oignon cru en cataplasme sur le front pour faire disparaître les maux de tête relatifs à la sinusite.

🕮 Mélanger 20 ml d'huile d'olive et 10 ml de jus d'absinthe, fraîchement pressé de préférence, et laisser le mélange à la lumière pendant 10 jours dans un flacon. Frictionner plusieurs fois/jour et au coucher avec quelques gouttes de ce mélange. Le jus d'absinthe pouvant être allergisant, commencer par frotter une goutte et observer pendant 5 min si une rougeur apparaît. *Auquel cas, ne pas utiliser ce traitement.*

🕮 Mélanger 1 ml d'huile essentielle de rose véritable et 100 ml d'huile d'olive. Faire pénétrer l'huile en massant les endroits douloureux toutes les 3 h jusqu'à amélioration.

Mélanger 10 g d'herbes de marrube blanc, 30 g de graines de fenouil, 30 g d'herbes d'aneth, et 30 g de fleurs de bouillon blanc. Faire bouillir dans 1 l de vin pendant 4 h, 3 c.à.s de ce mélange et filtrer. Boire 1 à 3 tasses par jour. Pour les enfants, 1 c.à.s plusieurs fois/jour, à café pour les moins de 12 ans.

Soleil

Voir Coup de soleil.

Sommeil (troubles du)

Voir également Stress.

Avant le coucher, prendre un bain de pieds bien chaud le plus longtemps possible, et dans le calme.

Solubiliser 2 ml d'huile essentielle de lavande et 5 ml d'huile de tournesol sur du sel de cuisine ou du lait en poudre afin de faciliter le mélange avec l'eau du bain. (Les huiles essentielles mal mélangées peuvent provoquer des irritations de la peau.) Se détendre 1/2 h dans ce bain avant le coucher.

Verser 200 ml d'eau bouillante sur 1 c.à.c de fleurs séchées de tilleul, 1 c.à.s de fleurs séchées de camomille vraie, ou 25 g de feuilles de menthe, et laisser infuser 10 min. Boire plusieurs fois/jour. Attention, si une infusion de tilleul ou de menthe favorise l'endormissement, une trop forte dose devient excitante.

De la même manière, préparer une infusion de fleurs d'oranger (1 à 2 c.à.c). Boire 1 à 2 tasses 1/2 h avant le coucher.

Verser 1 goutte d'huiles essentielles de mandarine et de citron sur un sucre. À consommer 3 fois/jour.

Verser 2 gouttes d'huile essentielle de lavande et/ou de mandarine sur l'oreiller.

Boire 3 fois/jour 1 c.à.c d'huile essentielle de mélisse dans 1 tasse d'eau. Il est également possible de prendre un verre à vin par jour par petites doses, d'une infusion froide de 30 g de mélisse dans 1/2 l d'eau froide qui aura reposé 12 h avant d'être filtrée.

📖 Prendre des bains de décoction de mélisse (déprime).

📖 Faire des massages d'huile essentielle de mélisse (anxiété).

📖 Faire bouillir à feu vif 1 verre de vin pendant 2 min, et verser 1 verre à liqueur d'eau dans la chaleur de l'ébullition. Boire chaud lentement.

📖 Boire 1 verre de lait chaud avec 2 c.à.c de miel avant le coucher.

📖 Laver soigneusement 3 feuilles vertes de laitue et laisser 20 min dans 1/2 l d'eau frémissante. Filtrer et boire avant le coucher.

📖 Boire au coucher un verre de lait chaud avec 1/2 c.à.c de marjolaine.

📖 L'odeur du houblon est connue pour ses effets hypnotiques. Fabriquer un oreiller avec du houblon sec, qui sera placé sous l'oreiller habituel. Le houblon doit être changé tous les mois.

📖 Boire régulièrement de l'infusion de bétoine à raison de 30 g/l d'eau bouillante.

📖 Boire beaucoup d'infusions de feuilles d'olivier à raison d'une c.à.s par tasse d'eau bouillante. Bien que le surdosage ne présente pas de problèmes de toxicité, la feuille d'olivier a une efficacité antiparasitaire telle qu'il est possible que le corps ait du mal à gérer l'élimination des envahisseurs morts et autres substances libérées. Le sujet peut alors expérimenter divers symptômes traduisant qu'il est en train de nettoyer son organisme. Dans ce cas, limiter ou cesser l'usage pendant quelques jours et reprendre en augmentant progressivement les doses. Boire également beaucoup d'eau. En cas de collecte des feuilles d'olivier, choisir les feuilles de repousse au pied des arbres, qui semblent plus actives. Ce traitement débouche sur un sentiment de bien et plus d'énergie après élimination parasitaire et tous les troubles qui peuvent y être associés sans que personne n'ait fait la relation.

Stress/anxiété

🕮 Frotter la face intérieure des poignets, le plexus solaire, les tempes et le derrière des oreilles, avec de l'huile essentielle de lavande vraie *(Lavandula vera augustifolia L.)* ou d'ylang-ylang diluée (3 gouttes dans 10 ml d'huile végétale neutre). Le massage à l'huile d'ylang-ylang a un effet positif sur les palpitations. Recommencer 2 à 3 fois/jour.
Faire des inhalations de 10 min pendant 15 jours, en versant 5 gouttes d'huile essentielle d'ylang-ylang dans 1 l d'eau bouillante. Ne pas conduire après en raison des effets de somnolence possibles. *Éviter en cas de grossesse et de terrain allergique.*

🕮 Pratiquer l'exercice suivant emprunté au yoga pour déclencher une détente de l'organisme. Assis dans une position confortable, les yeux fermés, le dos droit et le corps bien dégagé, placer l'index entre les deux yeux pour toute la durée de l'exercice. Commencer par inspirer par les deux narines. Boucher la narine droite avec le pouce, et expirer par la narine gauche avant d'inspirer par la même narine. Boucher maintenant la narine gauche avec le majeur et libérer la narine droite pour expirer puis inspirer. Alterner les cycles expiration/inspiration par la même narine à l'aide du pouce et du majeur. La respiration doit être calme et profonde et l'exercice durer au moins 5 min. Se concentrer sur le point situé entre les 2 yeux tout au long de l'exercice et recommencer tous les jours.

🕮 Faire macérer 60 g de fleurs de lavande séchées à feu doux dans 1 l d'eau pendant 1/2 h. Couvrir, laisser refroidir et filtrer. Ajouter ce mélange à l'eau du bain. Se relaxer le plus longtemps possible.

🕮 Prendre des bains chauds additionnés de sel marin (250 g pour une baignoire) ou de quelques gouttes d'huile essentielle de marjolaine.

🕮 Boire de 2 à 5 gouttes de teinture mère de basilic 3 fois/jour.

🕮 Poser un sachet de lavande sous l'oreiller ou quelques gouttes d'huile essentielle de lavande sur l'oreiller.

🕮 Appliquer une feuille de chou écrasée sur la nuque.

🕮 Boire 1 verre de lait chaud avec 1 c.à.s de miel ou un peu d'eau de fleurs d'oranger.

🕮 Boire 3 tasses/jour d'infusion au choix de ballotte, marjolaine, pavot, primevère, reine-des-prés ou tilleul.

🕮 Ajouter une infusion de tilleul filtrée et/ou quelques feuilles de laitue et/ou une infusion de lavande filtrée (500 g pour 3 l d'eau), à l'eau du bain.

🕮 Mélanger 3 c.à.c de vinaigre de cidre dans 1 tasse de miel. Prendre régulièrement 1 c.à.c du mélange pour faciliter le sommeil.

🕮 Masser avec un mélange décontractant d'huiles essentielles de marjolaine et lemon-grass en même quantité, avec de l'huile essentielle de lavande pour doubler ce volume.

🕮 Boire 1 tasse d'infusion de 1/2 cuillère de melaleuca 2 fois/jour.

🕮 Boire 3 tasses d'eau/jour avec 1 c.à.c d'huile essentielle de mélisse.

🕮 Prendre des bains avec de l'huile essentielle de mélisse (déprime).

🕮 Faire des massages d'huile essentielle de mélisse (anxiété).

🕮 Boire 3 tasses/jour d'infusion d'aubépine dont 1 au coucher à raison de 1 c.à.c par tasse.

🕮 Préparer un mélange de 2 c.à.c de vinaigre de cidre et 2 c.à.c de miel dans un verre d'eau. Boire au coucher et recommencer toutes les heures jusqu'à ce que le sommeil vienne. Il est rare de dépasser les 3 verres.

🕮 Laver et presser 1/2 céleri-rave, 1 botte de cresson et 2 carottes. Boire sans retenue.

🕮 Le sel semble être l'élément à bannir pour éviter les insomnies, ainsi que les excitants. La carence en sel n'est pas un problème compte tenu de l'alimentation moderne qui nous en apporte trop.
Consommer des infusions d'ortie piquante, des graines de tournesol et de sésame, des grains de soja, des légumes verts feuillus, du germe de blé, et de la levure de bière.

🕮 Prendre 1/2 c.à.c de poudre de sabot de vénus, également appelée valériane américaine, dans 1 verre d'eau chaude et recommencer aussi souvent que nécessaire pour les problèmes nerveux, l'hystérie, et les tremblements spasmodiques. Favorise le sommeil.
Les Anciens affirment que cette plante a des effets spécifiques sur l'irritabilité et l'hystérie. Elle est un tonique cardiaque, en particulier en cas de palpitations. Elle est employée depuis longtemps dans les troubles féminins pour ses effets bénéfiques sur la muqueuse utérine. Boire 1 verre à vin pendant chacun des 3 repas d'une infusion de 30 g pour 1/2 l d'eau bouillante.

🕮 Dans les cas d'excitation, instabilité, insomnie, et fatigue consécutive à des efforts de concentration soutenue ou une longue maladie, boire 1 tasse à café d'infusion de scutellaire à raison de 30 g pour 1/2 l d'eau.

🕮 Pour les troubles nerveux, en particulier chez la femme irritable, boire 1 ou 2 verres 4 fois/jour d'une infusion de racines de valériane à raison de 30 g pour 1/2 l d'eau.

🕮 Utiliser des plantes adaptogènes comme l'éleuthérocoque, le ginseng, le gomphrena, le kudzu, ou la rhodiola, en cherchant celle qui vous convient le mieux, pour leur action intéressante sur le terrain.

🕮 Pour les difficultés d'endormissement, prendre un bain chaud avant le coucher, ou tout au moins un bain de pieds chaud. En cas d'agitation, se doucher les jambes à l'eau froide.

🕮 Boire des infusions de feuilles d'olivier. Voir à la rubrique Sommeil.

🕮 En Orient, le safran est censé apporter gaieté et sagesse. Les vêtements des moines bouddhistes sont d'ailleurs de cette couleur. Il s'agit d'un ingrédient précieux dont l'effet antidépresseur n'a rien à envier aux médicaments qui traitent la depression, et qui ne présente pas d'effets indésirables si ce n'est de devenir narcotique à fortes doses. Il faut récolter environ 200 000 fleurs, pour obtenir 1 kg de safran sec, ce qui explique que, dans le commerce, le safran soit souvent coupé. Pour des raisons pratiques, il est plus facile d'utiliser la teinture mère de safran à raison de 40 gouttes dans de l'eau, 3 fois/jour.

🕮 Pour les enfants agités, mettre quelques pétales d'un coquelicot dans le biberon.

Sueurs nocturnes

🕮 De très vieilles recettes vantent les mérites de la sauge, de l'alchémille et de la prêle dans ce type de problème. Si la sauge à elle seule donne d'excellents résultats, mettre toutes les chances de son côté en buvant tous les jours avant le petit déjeuner, une tasse d'infusion du mélange de ces trois plantes en quantités égales, à raison de 20 g/tasse d'eau.

Suppuration

Voir Abcès.

T

Teigne

🕮 Champignon qui provoque une tache rouge et ronde sur le cuir chevelu entraînant une chute localisée des cheveux. La peau se met à peler et du pus peut apparaître. La barbe peut également être touchée. Manger beaucoup d'ail. Ajouter quelques gouttes d'huile essentielle de lavande à 1 c.à.s d'huile d'olive et masser légèrement le cuir chevelu 1 fois/jour jusqu'à disparition. Laisser agir 1/2 h. Laver avec un shampoing doux.

Ténia

Voir Vers.

Tête (mal de)

🕮 Appliquer un cataplasme d'argile ou 2 épaisseurs de feuilles de chou écrasées dont on a retiré les côtes, sur le front ou la nuque.

🕮 Appliquer de l'oignon cru haché, des rondelles de citron, ou un cataplasme d'amandes écrasées sur le front.

Pour les maux légers, coupez 2 tranches d'une pomme de terre crue et les appliquer sur les tempes en s'allongeant les yeux fermés dans le noir. Renouveler les tranches jusqu'à disparition de la douleur.

Frictionner le front et les tempes avec du camphre.

Une compresse de vinaigre sur le front peut soulager une forte migraine. La recouvrir d'un linge noué autour de la tête. Renouveler tous les 1/4 h.

Manger chaque matin une feuille de partenelle pour les maux de tête récurrents.

Appliquer de la glace ou un élément métallique glacé sur le front pour voir la douleur disparaître dans les 2 minutes.

Remuer au bain-marie 30 ml de jus fraîchement pressé de feuilles et fleurs de violette, 10 ml d'huile d'olive, et 30 g de base neutre. Amener lentement à ébullition, filtrer, laisser refroidir et mettre au frais. Faire pénétrer en massant le front et les tempes plusieurs fois/jour.

Boire des infusions d'achillée millefeuille.

Boire régulièrement de l'infusion de bétoine à raison de 30 g/l d'eau bouillante.

Boire du jus de citron et/ou de pamplemousse dans de l'eau chaude.

Prendre 1 verre d'infusion froide de verveine 3 fois/jour, à raison de 2 grosses c.à.c dans 1 tasse d'eau bouillante. Ne fonctionne pas dans tous les cas, mais est absolument inoffensif.

Boire 1 à 2 tasses de café fort.

Faire 1 l de thé de bonne qualité et ajouter le jus de 3 citrons au liquide bouillant. En boire 1 tasse à café toutes les 2 h.

Appliquer un linge imprégné de teinture mère d'hamamélis sur la partie douloureuse, et recommencer lorsque le linge est sec.

🕮 Frottez les tempes avec 2 gouttes d'huile essentielle de menthe poivrée.

🕮 Le houblon en tisane a un effet très positif sur les maux de tête. Consommer une tasse toutes les 2 heures pour les troubles graves.

🕮 Prendre 10 gouttes d'extrait de guarana, et recommencer toutes les 1/2 h jusqu'à disparition de la douleur. 1 dose est souvent suffisante. À éviter en cas d'état nerveux interdisant la consommation de café et de thé.

Timidité/trac

🕮 Prendre du Rescue Remedy en Fleurs de Bach pour calmer les crises de panique. 2 ou 3 pulvérisations directement dans la bouche.

🕮 Manger un sucre avec 1 goutte d'huile essentielle de laurier et de menthe poivrée.

🕮 Appliquer 1 goutte d'huile essentielle de lavande sur la face intérieure des poignets, derrière les oreilles et au niveau du plexus solaire.

Torticolis

🕮 Hacher finement 1 poignée de feuilles et fleurs de camomille et mélanger à 5 cl d'huile d'olive. Appliquer en frictionnant très délicatement les parties douloureuses plusieurs minutes.

Tourista

Voir Diarrhée.

Toux

🕮 Prendre au coucher un verre de lait chaud avec une c.à.c de miel et quelques gouttes de fleur d'oranger.

🕮 Pour les toux sèches, un vieux truc de la médecine chinoise donne souvent de bons résultats. Lever les 2 bras à la verticale au-dessus de la tête pendant 3 min.

🕮 Boire un mélange de lait chaud et d'ail (8 à 20 g/l).

🕮 Prendre 1 c.à.c de miel avantageusement mélangé avec de la cannelle.

🕮 Boire du sirop de navet obtenu en plaçant 1 navet coupé en rondelles au fond d'un bol avec 50 g de sucre roux.

🕮 Ramasser des feuilles, tiges et racines fraîches de plantain lancéolé. Bien laver et laisser tremper dans l'eau. Cuire à feu doux le plantain recouvert d'eau dans une casserole pendant quelques heures. Presser pour faire sortir le jus et passer. Ajouter du sucre (1 kg pour une casserole). Recuire, puis mettre en petites bouteilles encore chaud et fermer hermétiquement. Pour les toux mûres ou grasses, 1 à 2 c.à.s de ce sirop dans du thé chaud. Boire plusieurs tasses par jour.

🕮 Laver 15 g de fleurs de bouillon blanc et les mettre dans une casserole. Ajouter 25 g de sucre et couvrir d'eau. Faire cuire pendant 10 min, filtrer et mettre en petites bouteilles à chaud. Fermer hermétiquement. Pour les toux mûres ou grasses, boire 6 c.à.s par jour de ce sirop.

🕮 Mettre 2 bols de feuilles de thym séchées dans une casserole. Verser dessus 1 l d'eau bouillante. Laisser infuser 1 journée. Filtrer le mélange et ajouter 1 kg de sucre. Cuire le mélange 1 h à petit feu puis écumer. Mettre en bouteille dès que le sirop est froid. Boire 1 c.à.s 3 fois/jour dans le cas de toux mûres et grasses.

🕮 Verser 200 ml d'eau bouillante sur 1 c.à.c de fruits séchés d'anis vert concassé. Laisser infuser 10 min. Filtrer et boire une tasse 3 fois/jour en cas de toux grasse.

🕮 Boire 1 verre de jus de carotte à jeun.

🕮 Déposer quelques gouttes d'huile essentielle de cyprès sur l'oreiller en cas de toux spasmodique.

🕮 Faire bouillir 1 grosse c.à.s de son dans 1 l d'eau, écumer, laisser reposer quelques minutes, filtrer, et ajouter 1 c.à.s de miel. Boire chaud au cours de la journée. Efficace contre les toux persistantes.

🕮 Ajouter 1 ou 2 gouttes de teinture d'iode dans un peu de lait chaud sucré. À boire au cours de la journée et le soir avant le coucher.

🕮 Mettre 2 c.à.c de glycérine et le jus d'un gros citron dans 1 verre. Compléter avec du miel et remuer. Prendre 1 c.à.c du mélange au moment des quintes de toux ou de manière plus régulière le matin, l'après-midi, le soir et au coucher.

🕮 Mélanger 20 ml d'huile d'olive et 10 ml de jus d'absinthe, fraîchement pressé de préférence, et laisser le mélange à la lumière pendant 15 jours dans un flacon fermé. Frictionner plusieurs fois/jour et au coucher avec quelques gouttes de ce mélange. Le jus d'absinthe pouvant être allergisant, commencer par frotter une goutte et observer pendant 5 min si une rougeur apparaît. Auquel cas, ne pas utiliser ce traitement.

Trachéite

Voir Toux.

Transit intestinal

🕮 Prendre 1 goutte d'huile essentielle de cannelle et de citron sur un sucre. 2 fois/jour.

Transpiration

Voir Peau.

🕮 Faire bouillir 6 g d'herbes séchées de scolopendre dans 1 l de vin, ajouter 100 g de miel et porter à ébullition une seconde fois. Ajouter 5 g de poivre long et 20 g d'écorce de cannelle, porter à ébullition une troisième fois et filtrer. Boire 1 verre à liqueur après les 3 repas pendant la première semaine, puis 1 verre après les 2 principaux repas les 8 semaines suivantes.

Contre la transpiration excessive localisée, faire macérer des feuilles de sauge dans du vinaigre de cidre pendant 1 semaine à l'abri de la lumière, en veillant à bien agiter le mélange tous les jours. Filtrer et conserver dans une bouteille en verre. Frictionner les parties concernées avant le coucher.

Essayer quelques feuilles de sauge (fraîches ou sèches) dans les chaussures en cas de transpiration des pieds.

Transports (mal des)

Afin de rendre les déplacements moins pénibles, bien dormir la veille, manger léger en évitant les laitages avant le départ, et regarder loin vers l'horizon dans le sens de la circulation.

Prendre 1 comprimé de fenouil et de galanga pour un effet rapide.

Le gingembre est connu pour soulager le mal des transports. Prendre 1/4 c.à.c de gingembre frais râpé 1 h avant le départ, et une autre au moment du départ. Convient également aux enfants.

Masser le point d'acupuncture Neiguan tel qu'indiqué dans la rubrique Nausées.

Pour les personnes coutumières de ce type de problème, mélanger 10 gouttes d'huile essentielle de citron dans 10 cl d'huile d'olive avant le départ. Bien secouer le flacon pour mélanger et appliquer un peu d'huile sur l'estomac en massage circulaire de plusieurs minutes pendant le transport.

Laisser fondre dans la bouche 1 sucre avec 2 gouttes d'huile essentielle d'estragon et de basilic.

Tumeur bénigne

Faire cuire 2 poignées d'herbes de prêle des champs à la vapeur, dans une passoire au-dessus d'une casserole d'eau bouillante par exemple. Une fois cuites, envelopper les herbes molles et chaudes dans un linge qui sera posé sur la zone à problème. Recommencer aussi souvent que nécessaire. Parallèlement, boire 1 tasse matin et soir d'infusion de prêle des champs.

Appliquer des compresses d'Élixir du Suédois à l'aide d'un linge imbibé recouvert d'un plastique, puis d'un autre tissu, et éventuellement un bandage qui permet de ne pas rester allongé. Appliquer auparavant sur la peau un corps gras comme le beurre de karité, et du talc en retirant la compresse après 2 à 4 heures. Diminuer la durée et la fréquence en cas d'apparition de rougeurs.

Pour les kystes ou ulcères situés sur la peau, appliquer de la bouillie de feuilles fraîches de plantain, et persévérer 2 semaines.

Boire 2 litres/jour d'infusion du mélange en quantités égales d'achillée millefeuille, d'ortie piquante, et de souci.

U

Ulcère

🕮 Mélanger 1 c.à.c de bicarbonate de soude dans 1/2 tasse d'eau chaude pour rincer la bouche plusieurs fois/jour, en particulier après les repas et au coucher. Continuer jusqu'à disparition de l'ulcère buccal au bout d'approximativement 3 jours.

🕮 Boire 3 tasses par jour d'infusion de géranium (1 c.à.c/tasse d'eau).

🕮 2 à 5 gouttes d'huile essentielle de géranium sur un sucre 3 fois/jour.

🕮 Consommer du chou (de Milan de préférence). Choisir les feuilles les plus vertes et les plus fraîches.

🕮 Prendre des comprimés de fenouil et de galanga.

🕮 Pour les ulcères gastro-intestinaux, faire cuire 10 g de feuilles de sauge sclarée, 1 g de menthe pouliot, et 2 g de graines de fenouil dans 1 l de vin pendant 5 min. Ajouter 50 g de miel en fin de cuisson et filtrer. Prendre 1 à 2 verres à liqueur après les 2 principaux repas. Préparation très efficace que les estomacs délicats devront cependant consommer à la petite cuillère.

🕮 Pour les ulcères gastro-intestinaux, consommer de la poudre de gombo qui donne généralement des résultats rapides.

🕮 Consommer à jeun 2 c.à.s d'huile d'olive tous les jours, et l'utiliser en cuisine. L'huile d'olive n'élève pas le taux de cholestérol.

Urinaires (problèmes)

Voir également Sexuelle (activité).

🕮 Boire 3 tasses par jour d'infusion de feuilles de bouleau (1 c.à.c/tasse d'eau), ou de baies de genièvre (30 g/l d'eau).

🕮 En cas d'incontinence, prendre des bains de siège au sel de cuisine, à raison d'une poignée par bain bien tempéré, et recommencer tous les soirs jusqu'à ce que la vessie se soit fortifiée.

🕮 Prendre des bains de siège chauds à l'achillée millefeuille ou à la prêle pour l'incontinence. Mettre 100 g d'herbes séchées ou 1/2 seau d'herbes fraîches à macérer le soir dans de l'eau froide. Le lendemain, verser l'eau dans celle du bain qui doit recouvrir les reins et durer 20 min. Idéalement, s'envelopper en sortant d'une serviette et rester allongé 1 h.

🕮 Boire 4 tasses par jour d'infusion d'alchémille.

V

Varicelle

Prendre avant les 3 repas, 5 à 10 gouttes (3 pour les enfants) de teinture mère d'ancolie dans de l'eau (en pharmacie).

Varices

Boire 3 tasses/jour d'infusion de prêle, à raison de 5 c.à.c/l d'eau. Ne pas ébouillanter les herbes, mais chauffer lentement jusqu'à ce que l'eau frémisse. Verser dans un récipient en terre cuite si possible et laisser infuser 5 min.
Utiliser également l'infusion pour faire des compresses.

Préparer une décoction avec 1 poignée de feuilles de cyprès/l d'eau. Laisser bouillir 20 min, filtrer et immerger les membres variqueux dans cette solution pendant 20 min 1 fois/jour. Faire des cures de 1 semaine par mois.

Masser les parties concernées avec un peu d'huile de germe de blé additionnée de 3 à 4 gouttes d'huile essentielle de cyprès.

🕮 Appliquer directement du vinaigre de cidre de pomme sur les varices au coucher et au réveil. La diminution des varices devrait être sensible avant 1 mois. De plus, boire 2 fois/jour 2 c.à.c de vinaigre de cidre de pomme dans 1 verre d'eau.

🕮 Consommer quotidiennement de l'huile de germe de blé et constater les résultats après 2 semaines. Conserver au frais moins de 8 semaines. Ne pas associer aux suppléments de fer du commerce qui pourront être remplacés par du foie ou des gélules de foie.

🕮 Boire 1 tasse/jour le soir au coucher d'infusion de feuilles de sauge à raison de 1 c.à.c/tasse pendant 15 jours.

🕮 Boire 2 tasses/jour d'infusion de fragon concassé ou de vigne rouge pendant 3 semaines, à raison de 1 c.à.s/tasse d'eau bouillante.

🕮 Faire bouillir 1 kg d'aiguilles de pin ou de sapin dans 1 l d'eau. Filtrer et utiliser le liquide pour masser les jambes.

Verrues

🕮 Ces petites excroissances de la peau peuvent être d'origine virale ou non, et ne réagiront pas aux mêmes traitements.

🕮 Le moyen le plus efficace est sûrement l'application locale de suc frais de chélidoine aussi souvent que possible.

🕮 Badigeonner la verrue 2 fois/jour avec une pâte formée de bicarbonate de soude et d'eau.

🕮 Écraser une aspirine et mélanger avec un peu d'eau pour obtenir une pâte. Appliquer régulièrement sur la verrue.

🕮 Couper un oignon en deux et appliquer une moitié sur la verrue toute la nuit grâce à un pansement. Renouveler l'opération jusqu'à disparition.

🕮 Appliquer la peau d'un citron qui aura trempé pendant 1 h dans du vin blanc. Renouveler jusqu'à disparition.

📖 Recouvrir la verrue d'un sparadrap ou adhésif à même la peau. Il est possible de le changer à condition d'en reposer un autre immédiatement afin que la verrue ne « respire » plus. Elle devient molle au bout de quelques jours et disparaît.

📖 Broyer finement une fleur de souci officinal (calendula) pour en extraire le suc, et appliquer une couche épaisse pendant 20 min. Appliquer 1 fois/jour pendant 10 jours.

📖 Extraire le suc de quelques feuilles ou fruits frais de figuier en les broyant, et appliquer sur la verrue pendant 20 min 2 fois/jour jusqu'à disparition.

📖 Appliquer une rondelle d'ail maintenue à l'aide d'un morceau de gaze. Renouveler le pansement et l'ail matin et soir.

📖 Appliquer un petit cataplasme d'argile froid au moins 1 h, 2 ou 3 fois/jour et toute la nuit. Continuer jusqu'à disparition.

📖 Mélanger au bain-marie 30 ml de jus fraîchement pressé de feuilles et fleurs de violette, 10 ml d'huile d'olive, et 30 g de base neutre. Amener lentement à ébullition, filtrer, laisser refroidir et mettre au frais. Masser régulièrement pour faire pénétrer la crème.

📖 Humecter régulièrement les verrues avec de l'Élixir du Suédois qui possède également la faculté d'en faire disparaître certaines. Il est possible d'appliquer un pansement maintenu toujours humide à l'aide de cet élixir.

📖 Appliquer sur la verrue un pansement permanent imbibé de 1 goutte d'huile essentielle de sarriette. Pour les enfants, préférer l'huile essentielle de lemon-grass.

Vers

📖 Bien se laver les mains après les toilettes et avant les repas pour lutter contre les parasites intestinaux.

🕮 Les vers des enfants sont traditionnellement repoussés en leur accrochant une gousse d'ail autour du cou. Ce petit truc est d'une efficacité incontestable. Pour les adultes, la consommation d'ail est encore plus efficace. Avaler une gousse d'ail cru finement hachée dans un verre d'eau le matin à jeun, ou bouillie 20 min dans 1/4 l de lait, pour éliminer rapidement ces parasites.

🕮 Faire macérer 100 g d'oignons hachés fin dans 1 l de vin blanc pendant 2 jours, filtrer et boire un verre à vin le matin à jeun 7 jours d'affilés de préférence en lune descendante d'après les Anciens.

🕮 Prendre 1 c.à.c matin et soir d'huile de pépins de courge pendant 1 mois.

🕮 Les graines de potiron ont une réputation qui n'est plus à faire contre les vers intestinaux et le ver solitaire. Pour les vers intestinaux, en consommer tous les jours (15 pour les enfants, 30 pour les adultes). Les graines devront être pelées mais conserver la fine enveloppe intérieure. Accompagner de 1 c.à.c d'huile de ricin.
Pour le ver solitaire, prendre 100 graines par jour réparties sur la journée accompagnées à chaque prise de 1 c.à.c d'huile de ricin. Continuer jusqu'à disparition.

🕮 Pour éliminer le ver solitaire ou ténia, rendre le milieu hostile en avalant une gousse d'ail cru finement hachée dans un verre d'eau le matin à jeun, ou bouillie 20 min dans 1/4 l de lait.
Prendre également 1 c.à.c matin et soir avant le repas du mélange à parts égales d'huile de pépins de courge et d'huile de noix. Ce mélange doit être conservé au réfrigérateur dans un flacon foncé.

Vertiges

Voir Tête.

Vessie

Voir Urinaires (problèmes).

🕮 Prendre 1 c.à.c de jus d'ail pur. Répéter aussi souvent que nécessaire.

🕮 Appliquer de l'oignon cru en cataplasme sur la vessie pendant 45 min pour faire disparaître les inflammations.

🕮 Pour éliminer le sable de la vessie, consommer de l'huile essentielle d'ortie diluée en suivant les indications d'utilisation, et des infusions de prêle.

Voix

🕮 En cas de douleur des cordes vocales et de voix qui déraille, mettre de la chaleur autour du cou et prendre de l'herbe aux chantres (Erysium officinal).

🕮 1 c.à.c de miel au coucher qui fond dans la bouche apporte aussi un certain soulagement.

🕮 Manger de l'ail pour éclaircir la voix.

Vomissements

Voir Nausées et Estomac.

Vue

🕮 En cas de faiblesse de la vision, humecter la paupière avec du jus de cep de vigne, 1 à 2 fois/jour jusqu'à disparition des troubles, qui peuvent demander de la persévérance.

Y

Yeux et paupières

🕮 Verser 1 l d'eau bouillante sur 50 g d'œillet des chartreux. Laisser infuser 15 min, filtrer et laisser refroidir. Rincer les yeux avec cette lotion 3 fois/jour.

🕮 Verser 1/2 l d'eau bouillante sur 50 g de fleurs de camomille. Laisser refroidir et ajouter 5 c.à.s de jus de persil frais. Appliquer 10 min sur les yeux à l'aide de compresses imbibées de cette lotion.

🕮 Faire un bain de vapeur du visage (même principe qu'une fumigation mais pour les yeux) de décoction de semences de fenouil sortant du feu (50 g pour 1 l d'eau, faire bouillir 5 min).

🕮 Faire bouillir pendant 10 min, 30 g de fleurs séchées de violette dans 1 l d'eau. Laisser refroidir et imbiber deux compresses à appliquer sur chaque paupière gonflée. Renouveler plusieurs fois/jour.

Pour les irritations, Appliquer sur les paupières des cotons imprégnés d'une infusion de bleuet, tilleul, rose ou camomille.

En cas de douleur, appliquer sur les paupières et le front une feuille de chou écrasée.

En cas d'irritation des paupières, appliquer des cotons imprégnés d'infusion d'euphraise.

Pour les paupières gonflées, moudre 2 c.à.c de graines de fenouil et verser un bol d'eau bouillante dessus. Se pencher sur le bol, la tête recouverte d'une serviette, pendant 5 min.

Pour les paupières gonflées, faire infuser 2 sachets de thé de papaye et les appliquer chauds mais non brûlants pendant 15 min.

En cas de paupières gonflées ou de cernes dues au manque de sommeil, appliquer une pomme de terre crue râpée ou cuite en purée.

Mélanger 20 ml d'huile d'olive et 10 ml de jus d'absinthe, fraîchement pressé de préférence, et laisser le mélange à la lumière pendant 15 jours dans un flacon. Frictionner plusieurs fois/jour et au coucher avec quelques gouttes de ce mélange. Le jus d'absinthe pouvant être allergisant, commencer par frotter une goutte et observer pendant 5 min. Si une rougeur apparaît, ne pas utiliser ce traitement.

Mélanger 1 ml d'huile essentielle de rose véritable et 100 ml d'huile d'olive. Faire pénétrer l'huile en massant les endroits douloureux toutes les 3 h jusqu'à amélioration.

En cas de perte de l'acuité visuelle, de près comme de loin, d'origine nerveuse ou suite à un surmenage, mais sans raison organique, passer au hachoir une plante d'absinthe pour en exprimer le jus. Mélanger 1 l de vin et 150 g de miel. Faire chauffer et dès le point d'ébullition atteint, verser 40 ml de jus d'absinthe. Consommer sous forme de cure ou toute l'année.

Boire des infusions d'achillée millefeuille pour une action efficace contre les yeux qui pleurent et les douleurs lancinantes.

Pour apaiser et décongestionner les yeux, faire chauffer légèrement 1/2 l d'eau la plus pure possible. Placer 1 poignée de fleurs de muguet dans deux mouchoirs en quantité égale, et les fermer en forme de bourse à l'aide d'une ficelle pour emprisonner les fleurs. Tremper 5 min les mouchoirs dans l'eau tiède, puis les appliquer sur les yeux de préférence au coucher.

Le fenouil est très efficace pour les yeux irrités et fatigués. Laisser infuser des graines de fenouil dans de l'eau bouillie à raison de 10 g pour 1/4 l d'eau. Imprégner des cotons une fois le mélange froid et appliquer en compresses sur les yeux pendant 15 min. Recommencer en cas de sensation de brûlure tenace.

Pour diverses affections des yeux comme la conjonctivite, profiter des effets surprenants de l'euphraise en infusion, à raison de 30 g de plante (fraîche de préférence), pour 1/2 l d'eau. Boire 3 tasses par jour et faire autant de bains d'yeux à l'aide d'une œillère après avoir bien filtré l'infusion. Réchauffer légèrement la lotion en cas d'affection douloureuse et changer la lotion de l'œillère pour chaque œil. Rajouter avantageusement à cette lotion pour les yeux une goutte d'extrait d'hydrastis.

Pour la conjonctivite, faire bouillir de l'eau de source. Hors du feu, jeter une poignée de bleuets pour 25 cl d'eau. Laisser infuser 20 min et filtrer. Conserver au réfrigérateur dans un vaporisateur. Vaporiser sur les paupières fermées pendant 1 mois matin et soir.

Faire bouillir de l'eau de source 1 min et jeter hors du feu 1 c.à.c de fleurs de mauve pour 1/4 l d'eau. Laisser infuser 10 min, jeter l'eau et appliquer directement les fleurs humides et tièdes sur les yeux fermés. Laisser reposer 20 min.

Pour la conjonctivite, déposer dans un flacon stérilisé, 50 g de pétales de rose de Damas. Verser dessus 20 cl de sérum physiologique et laisser macérer une journée. Filtrer pour récupérer le liquide dans un flacon goutte à goutte, et conserver au réfrigérateur (pas plus de 2 semaines). Déposer 2 gouttes dans chaque œil 3 fois/jour jusqu'à disparition des symptômes.

🕮 Pour améliorer la vue, consommer régulièrement du persil, des endives, et des patates douces. Manger surtout 3 c.à.s de graines de tournesol par jour et constater les résultats sur la vue après quelques semaines.

🕮 Pour les problèmes de cataracte, consommer de la levure de bière également efficace contre les yeux rouges.

🕮 2 gouttes de cinéraire maritime en collyre dans chaque œil matin et soir contribuent à prévenir le développement de la cataracte et à traiter les opacités.

🕮 Pour les ulcères de la cornée, faire des bains d'yeux 3 fois/jour à l'aide d'une solution de 2 gouttes d'extrait d'hystratis dans une œillère pleine d'eau. Consommer également de la vitamine C dont une source très riche est le fruit de l'églantier sauvage, ou cynorrhodon.

🕮 Les taches devant les yeux sont en relation avec des troubles hépatiques. Voir Foie.

🕮 Appliquer du concombre pour les poches sous les yeux, les cernes de fatigue et la fatigue des yeux.

🕮 Pour la fatigue des yeux, réchauffer 2 sachets de thé dans de l'eau chaude et les placer 5 min sur les paupières closes.

🕮 Des compresses de coton imprégné d'infusion de romarin rafraîchissent les yeux fatigués.

🕮 Les orgelets ne résistent pas plus de 2 ou 3 jours à des applications régulières d'huile de ricin.

🕮 Contre les orgelets, boire 1 c.à.s 3 ou 4 fois/jour d'une décoction de graines de bardane et de feuilles de centaurée, à raison respectivement de 30 g et 2 poignées par litre d'eau.

🕮 Préparer un cataplasme avec 3 c.à.c de thé noir dans un linge. Tremper dans de l'eau très chaude et appliquer encore chaud. Maintenir sur la paupière à l'aide d'un bandeau toute la nuit. Efficacité renforcée si le cataplasme est réchauffé 2 ou 3 fois dans la nuit. Appliqué dès les premiers signes, 1 nuit suffit.

🕮 La chélidoine est une plante souveraine pour les yeux. Elle est même efficace en cas de cataracte et de décollement de la rétine. À essayer pour tous les troubles des yeux. La chélidoine reste verte en hiver. Laver 1 feuille et la broyer entre le pouce et l'index pour humidifier les doigts, et appliquer sur les yeux fermés en insistant dans les coins.
Parallèlement, prendre 15 gouttes de teinture mère de chélidoine dans un peu d'eau 3 fois/jour.

🕮 Pour les problèmes de vue, consommer 50 g de baie de lyciet, ou 3 x 2 g d'extrait sec par jour. Ce traitement a une action sur les reins et le foie dont les yeux sont la porte de sortie selon la médecine chinoise.

🕮 Consommer 30 g/jour de pollen frais de saule, puis 15 g quotidiennement en traitement de fond.

Z

Zona

🕮 Porter à ébullition 1/3 l de vin blanc sec et 10 têtes de ronce dans une casserole. Laisser tiédir et laver les plaies avec du coton imbibé de ce liquide afin de sécher les plaies formées par le zona.

🕮 Appliquer directement du vinaigre de cidre de pomme sur les parties atteintes 4 fois/jour et 3 fois/nuit si vous ne dormez pas. Les sensations de brûlures et démangeaisons provoquées par le vinaigre disparaîtront quelques minutes après application. L'usage régulier accélère la guérison.

🕮 Enduire les parties atteintes plusieurs fois/jour de jus de joubarbe que l'on obtient en laissant reposer quelques feuilles charnues coupées dans le sens de la longueur sur une assiette.

Table alphabétique des plantes utilisées *(Noms scientifiques)*

Absinthe *(Artemisia absinthium)*

Achillée millefeuille *(Achillea millefolium)*

Acore odorant *(Acorus calamus)*

Agripaume *(Leonurus cardiaca)*

Aigremoine *(Agrimonia eupatoria)*

Alchémille *(Alchemilla vulgaris)*

Aloé vera *(Aloes barbadensis)*

Aneth *(Anethum graveolens)*

Angélique *(Angelica archangelica)*

Anis (vert) *(Pimpinella anisum)*

Anis étoilé ou badiane chinoise *(Illicium verum)*

Armoise *(Artesimia vulgaris)*

Arnica *(Arnica montana)*

Aubépine *(Crataegus oxyacantha)*

Aulne *(Betula alnus)*

Ballotte fétide ou marrube noir *(Ballota nigra)*

Balsamite *(Tanacetum balsamita)*

Bardane *(Arctium lappa)*

Basilic *(Ocymum Basilicum)*

Bétoine *(Betonica officinalis)*

Bistorte *(Polygonum bistorta)*

Bleuet (des champs) *(Centaurea cyanus)*

Bouillon blanc (ou molène bouillon blanc) *(Verbascum thapsus)*

Bouleau *(Betula alba)*

Bourse à pasteur *(Thlaspi bursa pastoris)*

Bruyère *(Erica vulgaris)*

Buis *(Buxus semper virens)*

Camomille matricaire *(Chamomilla recutica)*

Camomille romaine *(Anthemis nobilis)*.

Camphrier *(Cinnamomum camphora)*

Canneberge *(Vaccinium oxycoccos)*

Cardamome *(Elettaria cardamomum)*

Cassis *(Ribes nigrum)*

Cataire *(Nepeta cataria)*

Céleri *(Apium graveolens)*
Centaurée (grande) *(Centaurea centaurium)*
Centaurée (petite) *(Gentiana centaurium)*
Cep de vigne *(Vitis vinifera)*
Cerfeuil *(Scandix cerefolium)*
Chardon béni *(Centaurea benedicta)*
Chélidoine *(Chelidonium majus)*
Chêne *(Quercus robur)*
Chicorée sauvage *(Cichorium intybus)*
Chiendent *(Triticum repens)*
Ciboule *(Allium fistulosum)*
Consoude *(Symphytum officinale)*
Coriandre *(Coriandrum sativum)*
Cresson *(Sisymbrium nasturtium)*
Cumin *(Cuminum cyminum)*
Cyprès *(Cupressus sempervirens)*
Drosère *(Drosera rotundifolia)*
Estragon *(Artemisia dracunculus)*
Eucalyptus *(Eucalyptus globulus)*
Eupatoire *(Eupatorium cannabinum)*
Euphraise *(Euphrasia officinalis)*
Fenouil *(Anethum fœniculum)*
Fleur d'oranger *(Citrus aurantium)*
Fragon *(Ruscus aculeata)*
Framboisier *(Rubus idœus)*

Fumeterre *(Fumaria officinalis)*
Gaillet *(Gallium verum)*
Genêt *(Spartium scoparium)*
Genévrier *(Juniperus communis)*
Gentiane jaune *(Gentiana lutea)*
Géranium *(Geranium robertianum)*
Gingembre *(Zingiber officinalis)*
Grateron *(Gallium aparine)*
Grenadier *(Punica granatum)*
Gui *(Viscum album)*
Guimauve *(Althea officinalis)*
Hamamélis *(Hamamelis virginiana)*
Houblon *(Humulus lupulus)*
Joubarbe (*Sempervirum tectorum)*
Laurier *(Laurus nobilis)*
Lavande *(Lavandula augustifolia)*
Lierre grimpant *(Hedera helix)*
Liseron de haies *(Convulvulus sepium)*
Lyciet *(Lycium barbarum)*
Lycopode *(Lycopodium clavatum)*
Marjolaine *(Origanum majorana)*
Marrube noir *(Ballota nigra)*
Mauve (*Malva sylvestris)*
Mélilot *(Trifolium melilotus officinalis)*
Mélisse *(Melissa officinalis)*
Menthe Pouliot *(Mentha pulegium)*

Millepertuis *(Hypericum perforatum)*
Murier *(Morus nigra)*
Myrtille *(Vaccinium myrtillus)*
Navet *(Brassica napus)*
Noyer *(Juglans regia)*
Olivier *(Olea europea)*
Orme *(Ulmus campestris)*
Ortie blanche *(Lamium album)*
Ortie piquante *(Urtica urens)*
Oseille *(Rumex acetosa)*
Panicaut champêtre ou chardon rouland *(Eryngium campestre)*
Partenelle *(Tanacetum parthenium)*
Patience crépue *(Rumex crispus)*
Patience sauvage *(Rumex acutus)*
Pavot *(Papaver somniferum)*
Pensée sauvage *(Viola tricolor)*
Persil frisé *(Petroselinum crispum)*
Piloselle *(Hieracium pilosella)*
Pissenlit *(Leontodon taraxacum)*
Plantain (lancéolé) *(Plantago lanceolata)*
Prêle *(Equisetum arvense)*
Primevère *(Primula officinalis)*
Réglisse (*Glycyrrhiza glabra)*
Reine-des-prés (*Spirœa ulmaria*)
Renouée (des oiseaux) (*Polygonum aviculare*)
Romarin *(Rosmarinus officinalis)*

Ronce *(Rubus fructicosus)*
Roseau ou acore odorant *(Acorus calamus)*
Salsepareille *(Smilax aspera)*
Sarriette de jardin *(Satureja hortensis)*
Sarriette de montagne *(Satureja montana)*
Sauge *(Salvia officinalis)*
Sauge sclarée *(Salvia sclarea)*
Saule blanc *(Salix alba)*
Scolopendre *(Asplenium scolopendrium)*
Scutellaire *(Scutellaria galericulata)*
Séné *(Senna alexandrina)*
Séneçon *(Senecio vulgaris)*
Serpolet *(Thymus serpillum)*
Solidage des bois *(Solidage virga aurea)*
Souci des jardins *(Calendula officinalis)*
Sureau *(Sambucus nigra)*
Tamier (commun) *(Tamus communis)*
Tanaisie *(Tanacetum vulgare)*
Thym *(Thymus vulgaris)*
Tilleul *(Tilia europœa)*
Trèfle rouge *(Trifolium pratense)*
Valériane américaine *(Cypripedium pubescens)*
Véronique *(Veronica officinalis)*
Verveine *(Verbena officinalis)*
Vigne rouge *(Vitis vinifera tinctoria)*
Violette *(Viola odorata)*

Bibliographie

Marcel Bénézit, *Confidences de guérisseurs*, Éd. De Borée, 2002.

Marie-Amélie Picard, *L'aromathérapie*, Éd. Trajectoire, 1999.

Maria Treben, *La santé à la pharmacie du Bon Dieu*, Éd. Ennsthaler, 2008.

Ouyang Basi, Gao Jie, *Yang Xiaohui, Pratique de la réflexothérapie auriculaire*, Éd. Phu-Xuan, 2008.

L. Russel, M.D. Blaylock, *The Blaylock Wellness report*, 2005.

Richard Lucas, *The magic of herbs in daily living*, Prentice-hall, 1972.

F.-J. Cazin, *Traité pratique et raisonné des plantes médicinales indigènes*, Éd. Jalons des savoirs, 1997.

Plantes et santé magazine.

Pratiques de santé magazine.

Sites Internet

http://www.creapharma.ch

http://www.embellys.com

http://mamansmusulmanes.free.fr/remedesgdmere.htm

http://www.naturamedic.com

http://www.naturovie.org

http://www.paganguild.org

http://www.plante-sante.net

http://www.remedesdegrandmere.com

http://soignez-vous.com

http://www.theherbalman.com

TABLE DES MATIÈRES

Achevé d'imprimer sur les presses de l'Imprimerie BARNÉOUD
B.P. 44 - 53960 BONCHAMP-LÈS-LAVAL
Dépôt légal : novembre 2009 - N° d'imprimeur : 910135
Imprimé en France